RÉPERTOIRE
DES
ÉTUDES MÉDICALES

EXPOSÉ ANALYTIQUE ET COMPLET

DE TOUTES LES MATIÈRES DE L'ENSEIGNEMENT OFFICIEL

ET DES COURS PARTICULIERS

Ouvrage destiné aux Élèves des facultés et des Écoles secondaires, aux Docteurs en médecine et en chirurgie, aux Officiers de santé, aux Sages-Femmes, aux Vétérinaires, aux Pharmaciens, aux Jurisconsultes, aux Avocats et aux gens du monde qui désirent acquérir des notions exactes sur l'une des parties des sciences médicales

PAR UNE SOCIÉTÉ DE MÉDECINS, CHIRURGIENS, CHIMISTES, ETC.

SOUS LA DIRECTION DE

M. E. BAZIN

MÉDECIN DE L'HOPITAL SAINT-LOUIS.

15 volumes in-8, ornés de gravures dans le texte.

OBSTÉTRIQUE.

PAR M. DUPLAY,

Docteur en médecine, ex-interne de la Maison d'accouchements, ex-chef de clinique de la Faculté de médecine de Paris, médecin de l'hospice des Incurables (hommes).

10ᵉ LIVRAISON.

PARIS

AU BUREAU DU RÉPERTOIRE DES ÉTUDES MÉDICALES,

29, rue de Grenelle Saint-Honoré;

BLOSSE, LIBRAIRE, 7, COUR DU COMMERCE.

BRUXELLES

LIBRAIRIE ENCYCLOPÉDIQUE DE PERICHON.

1845.

OBSTÉTRIQUE.

INTRODUCTION.

La science des accouchements est une des branches les plus positives de la médecine. Ses principes étant fondés sur les lois de la mécanique et sur les données anatomiques les plus précises , les ressources qu'elle emploie ont un degré de précision qui se rapproche souvent de la certitude des sciences mathématiques. Simplifiée considérablement par les progrès que lui ont imprimés les accoucheurs de la fin du dix-huitième siècle et du commencement du dix-neuvième , débarrassée des erreurs nombreuses qu'elle renfermait, cette science est sans contredit une des branches les plus importantes du grand arbre médical.

L'art des accouchements a eu ses détracteurs comme l'art médical, dont il est une branche. Quelques écrivains en ont contesté l'utilité ; d'autres, le plaçant très-bas dans l'échelle scientifique, le considèrent comme si simple et si facile, qu'ils ont proposé de l'abandonner exclusivement aux femmes.

Les principaux arguments qui ont été invoqués par ceux qui considèrent l'art des accouchements comme à peu près inutile ont été le nombre d'accouchements qui se terminent naturellement, comparé à celui dans lesquels l'art est obligé d'intervenir. Ainsi d'après les traités modernes, l'accoucheur deviendrait indispensable une fois sur dix-sept, sur trente, sur quarante, et même suivant d'autres sur soixante seulement. Mais sans être entièrement indispensable , l'accoucheur devient souvent d'un grand secours en abrégeant la durée du travail et en évitant à la femme des douleurs inutiles. D'ailleurs la rareté de l'application des moyens obstétricaux ne serait pas une raison suffisante de nier leur utilité.

On a cru trouver aussi un argument irrésistible dans ce que l'on observe parmi les peuples où la civilisation n'a pas pénétré et chez lesquels il n'est fait mention ni d'accoucheurs ni de sages-femmes. Suivant Th. Bartholin , les Américaines ne prenaient aucune précaution pour accoucher. Il en est de même des Groënlendaises, au rapport de Crantz; des Abyssiniennes, suivant Pitavel , et des femmes africaines , suivant Winterbottone. Les femmes Ostiacks, les femmes Indiennes n'interrompent ni leurs travaux ni leurs voyages pour accoucher. D'après Chardin, le même usage existerait parmi les femmes Persanes et Chinoises. Mais d'abord, est-on bien sûr de ce qui se fait au sein de ces populations peu connues? A-t-on pu les suivre dans leur vie intime pour savoir ce qui s'y passe et compter les victimes qu'y peuvent faire ces accouchements abandonnés aux seules forces de la nature? D'ailleurs n'est-il pas très-probable que les femmes qui ont passé plusieurs fois par la même épreuve viennent en aide à celles qui la traversent pour la première fois? Mais sans aller chercher les exemples aussi loin, ne voit-on pas dans certaines contrées de la France les paysannes travailler aux champs jusqu'au moment du part et reprendre leurs travaux immédiatement après l'accouchement? Ne voit-on pas au sein même de nos grandes villes des filles, qui ont pu cacher leur grossesse jusqu'au dernier moment, accoucher et reprendre immédiatement leurs habitudes pour tromper la surveillance qui les entoure? Mais pour quelques exceptions rares dans lesquelles on ne voit survenir aucun accident, combien ne voit-on pas dans des cas semblables survenir des maladies graves et souvent mortelles?

La simplicité du part chez les animaux a été aussi invoquée contre l'utilité de la science de l'accoucheur. Roussel, partant de cette considération, a même été jusqu'à dire que les accidents qui surviennent dans l'espèce humaine sont le résultat de la science trompeuse qui consiste à aider la femme pendant l'accouchement. Mais d'abord, la structure des organes des autres mammifères explique chez eux la facilité plus grande de la parturition. Le bassin, dans l'espèce humaine plus étroit en comparaison du volume du fœtus, dilaté entre ses deux détroits, plus recourbé que chez les animaux, est presque droit et allongé chez ces derniers, et chez eux le fœtus se présente en général par le museau et non par le ventre. D'ailleurs les animaux sont loin d'être exempts de tout accident pendant le travail de la parturition, et il n'est pas rare d'en observer chez les chattes, les chiennes, les truies, les brebis et les juments. Les vaches sont sujettes à la rétention du délivre, au renversement de la matrice; souvent aussi chez elles l'opération césarienne vaginale, la version, les crochets, deviennent indispensables pour amener le fœtus.

Tous ces arguments, comme on le voit, ne supportent pas un examen un peu sérieux et tombent d'eux-mêmes devant les services incontestables que rend chaque jour la science obstétricale. Hâtons-nous d'entrer en matière et de jeter un coup d'œil sur l'historique de l'art des accouchements.

APERÇU HISTORIQUE DE L'ART DES ACCOUCHEMENTS.

Comme la fonction que l'art des accouchements a pour but de faciliter s'accomplit dans le plus grand nombre des cas sans l'intervention de secours étrangers, on peut conjecturer qu'aux époques d'une civilisation peu avancée, les femmes durent le plus souvent accoucher seules. Quelques femmes succombèrent nécessairement dans les cas d'accouchements difficiles, par suite des efforts impuissants de la nature. Leurs douleurs durent attirer auprès d'elles leurs compagnes qui avaient passé par les mêmes souffrances. Celles qui avaient assisté le plus fréquemment leurs semblables, qui montraient le plus de courage et d'adresse, durent être plus particulièrement recherchées. Ces fonctions, d'abord toutes d'obligeance et de dévouement, devinrent l'occupation presque exclusive de quelques-unes d'entre elles, qui se transmirent de génération en génération, et par tradition, les connaissances qu'elles avaient successivement acquises. Telle fut probablement chez tous les peuples l'origine de la profession de sage-femme.

Le peu de documents qui nous restent sur les premiers âges de l'espèce humaine nous apprennent en effet que l'exercice des accouchements était exclusivement réservé aux femmes. Il en fut ainsi chez les Hébreux, chez les Egyptiens et chez les Grecs. Cette coutume, conservée par la pudeur des femmes, se retrouve chez les Romains et chez les peuples modernes qui leur succédèrent. La première femme qui soit citée dans l'histoire sous le nom de sage-femme ou d'accoucheuse est celle qui assista au deuxième accouchement de Rachel, femme de Jacob (1), et c'est également une sage-femme qui était auprès de Thamar (2) quand elle accoucha de deux jumeaux. Les livres hébreux font également connaître les deux accoucheuses Séphora et Phua, qui résistèrent à Pharaon, dit l'Exode (3), lorsque ce prince vint leur donner l'ordre de couper le cordon de manière à faire périr tous les nouveau-nés de la nation hébraïque. Chez les Grecs et les Romains, qui représentent l'antique civilisation, l'on retrouve le même usage. Les femmes sont chez eux uniquement chargées de l'art des accouchements, et ce n'est que dans les cas les plus graves que les chirurgiens sont appelés. Aussi l'empirisme le plus grossier, les pratiques les plus superstitieuses, se retrouvent-ils dans cette branche de la médecine. Les préceptes les plus simples de l'hygiène sont consacrés par des cérémonies religieuses que des prêtres avides d'autorité imposaient dans ces temps de crédulité et d'ignorance. Chaque femme, dans les premiers temps de sa grossesse, venait déposer sa ceinture dans le temple de Diane pour prendre les vêtements convenables à sa nouvelle position. Junon et Lucine présidaient d'une manière générale au travail de l'accouchement; mais des divinités particulières étaient invoquées pour chaque circonstance ou chaque accident de cette fonction. Ména, qui paraît être la même que Diane, préservait les femmes enceintes des pertes de sang

---

(1) *Génèse*, ch. 35, vers. 16.
(2) *Ibid.*, ch. 37, vers. 27.
(3) *Cap.* 1, vers. 15.

pendant la grossesse et à la suite de l'accouchement. Quand l'enfant se présentait dans une position vicieuse, c'était Postversa et Prosa qui étaient invoquées. On sait peu de choses sur ce qui concerne les sages-femmes. Les noms de quelques-unes d'entre elles nous sont bien parvenus; mais la plus grande incertitude règne sur la réalité et sur l'époque de leur existence. Les sages-femmes étaient connues chez les Grecs sous le nom de ακεστρίδες, ιατρίνας et plus communément μαίαι. Les Latins les appelaient indifféremment *assœ, obstetrices, iatrinœ, medicœ* (Pline, Martial). Il serait inutile de rapporter les noms de toutes celles qui sont indiquées par les auteurs; nous citerons seulement Agnodice d'Athènes, qui apprit d'Hiérophile l'art des accouchements et qui est devenue célèbre en faisant, dit-on, rapporter la loi qui interdisait aux femmes la pratique des accouchements; Aspasie, dont Aétius (1) nous a transmis quelques fragments; Éléphantide, très-versée dans l'art des cosmétiques et dont Galien dit un mot; Cléopatre, à laquelle on attribue quelques chapitres sur l'art des accouchements qui se trouvent cités dans Moschion ou dans J. Bauhin (2). Rome avait aussi ses sages-femmes; mais la postérité n'en a guère conservé le souvenir que pour les flétrir. On sait le rôle que font jouer Pline et Térence à Lesbie et à Laïs. Sotira et Salpe, que cite encore Pline, celles que Plaute fait parler, ont pourtant un caractère plus honorable. Trotula (3), qui paraît être sortie de l'école de Salerne, a laissé un petit livre qu'Astruc considère comme le premier traité spécial d'accouchement que l'on connaisse.

Hippocrate ne paraît pas avoir pratiqué l'art des accouchements; les différents écrits publiés sous son nom et où il est question de cet a n'ont été probablement composés qu'après la fondation de l'école d'Alexandrie, c'est-à-dire environ deux générations après lui. Peut-être a-t-on reproduit dans ces livres la doctrine qui lui était connue et que la tradition avait apprise; mais peut-être aussi l'a-t-on dénaturée sous les subtilités théoriques des systèmes établis depuis et par les préjugés que des sages-femmes ignorantes avaien tpu propager sur ce sujet. Hippocrate savait que l'enfant ne peut se présenter au détroit que par la tête, le pelvis ou le tronc, et qu'il ne peut sortir s'il ne descend pas par l'une des extrémités de son grand diamètre. Quand l'enfant se place en travers, il conseille de le retourner. Dans les cas où le travail est trop lent, il veut que l'on accroche la bouche ou le menton avec les doigts, surtout quand l'enfant est mort. L'enfant se présente-t-il par les pieds, il conseille de ramener la tête au passage, quoiqu'il n'ignore pas que l'accouchement par les pieds puisse se terminer spontanément. Il signale aussi la sortie du bras et la nécessité de le repousser ou de l'amputer; i

---

(1) Tetrab. 4, *Sermo* 4, eap. 27, 28.
(2) Platner, *De arte obstetrica veter.*, etc., p. 7.
(3) *De arte obstetrica*, Lond., med. journ.; mai 1831, p. 6.

fait mention de l'embryotomie et de la délivrance. Ainsi, bien interprétée, la doctrine d'Hippocrate est beaucoup moins éloignée qu'on ne semble le penser généralement des doctrines qui depuis ont eu cours dans la science.

Après Hippocrate, Aristote écrivit sur quelques points qui ont rapport à l'art des accouchements. Mais les doctrines consignées dans ses livres sont souvent les mêmes que celles que l'on trouve dans les traités apocryphes du médecin de Cos. Elles y sont cependant énoncées avec plus de clarté et de précision. Elles ont trait généralement à la génération et au développement du fœtus. Galien, qui s'est moins occupé qu'Hippocrate de la pratique même des accouchements, s'occupe davantage de quelques points de théorie, et d'après lui les muscles abdominaux sont des agents puissants de l'expulsion du fœtus.

Celse (1), quoique d'une extrême concision, expose d'une manière très-claire le manuel de l'accouchement. Ainsi il conseille pour introduire la main dans l'utérus d'attendre que la contraction de l'organe ait cessé. L'accouchement, suivant lui, peut se terminer heureusement par les pieds; si l'enfant est mort, on peut le ramener par les pieds ou par la tête. Dans l'accouchement par les pieds, il faut, suivant lui, avoir soin de mettre le cordon à l'abri de la compression et de sa rupture en le plaçant de côté. Si le fœtus est placé en travers, on peut le décoller et l'extraire ensuite avec des crochets; enfin dans le cas où la tête est restée seule dans l'utérus, il conseille de la comprimer avec une main placée sur l'hypogastre, tandis que l'autre introduite dans l'utérus cherche à l'entraîner au dehors.

Aétius (2) reproduit avec de grands développements les préceptes de Celse dans ses chapitres 22, 23 et 24, qui sont consacrés aux maladies des femmes et aux accouchements. Les obliquités de la matrice et les positions vicieuses de la tête ne lui étaient point inconnues, ainsi qu'on peut le voir dans le chapitre 22.

Paul d'Égine, surnommé Alkababel, ou le médecin des femmes, donna des leçons publiques sur l'art des accouchements. Il divise les accouchements en naturels et laborieux, et la sortie prématurée des eaux est une cause fréquente de difficultés pour l'accouchement. Il recommande dans la présentation de la main de repousser l'épaule en plaçant le pouce sous l'aisselle, et quand les deux pieds se montrent à la vulve de terminer l'accouchement en les saisissant et en exécutant des tractions obliques ou circulaires. Enfin il conseille l'application du crochet sur l'occiput, de préférence à toute autre région de la tête, et dans certains cas la perforation du crâne pour pouvoir ensuite saisir la tête avec des pinces.

Parmi les Grecs *du moyen âge*, Priscien et Éros, affranchi de Julie

---

(1) *De re medica*, lib. VII, cap. 29.
(2) *Opera*, lib. XVI, ex vers. J. Cornari, folio 1549.

fille d'Auguste, qui, suivant Gesner, serait la même que **Trotula**, n'ont rien ajouté à ce que savaient leurs devanciers. L'histoire n'offre même rien de positif sur leur existence. La même incertitude existe quant à l'époque précise où vécut Moschion ; mais les manuscrits qu'on lui attribue et les éditions qu'en a données Gesner lui assignent un rang distingué parmi les accoucheurs. Suivant lui, l'enfant peut naître vivant malgré le travail le plus long. Il est souvent utile pour changer la position du fœtus de changer la position de la mère pendant le travail. L'accouchement par les pieds est presque aussi facile que l'accouchement par le sommet. Si le bras se présente, on peut aller chercher les pieds ; mais dans les positions transversales, il faut de préférence ramener la tête ; enfin il est bon de lier le cordon sur deux points avant d'en opérer la section. Tels sont les points pratiques les plus importants qui sont consignés dans les travaux de cet auteur.

Si l'on consulte les ouvrages des Arabes, on y voit déjà signalées plusieurs des difficultés de l'accouchement ; on y trouve même décrits des instruments propres à y remédier. Avicenne (1) parle d'une pince qui peut très-bien avoir donné l'idée du forceps ; il conseille même d'écraser la tête avec une tenaille lorsqu'elle est trop volumineuse pour traverser le bassin. Et depuis, cette indication a été heureusement remplie par le céphalotribe de A. Baudeloque. Albucasis (2) ne fait que reproduire ce qui se trouve dans les auteurs grecs et spécialement dans Aétius. Dans plusieurs passages de ses écrits, il parle d'instruments propres à remédier à certains accidents de l'accouchement ; on y voit la figure de quatre espèces de pinces, d'un repoussoir en béquille, de deux spatules tranchantes. Enfin il cite le cas d'un fœtus qui sortit par lambeaux à travers les parois abdominales, et ce fait peut être considéré comme le premier exemple de rupture de l'utérus. Rhazès, qui pratiquait avant Avicenne et Albucasis, Sérapion et quelques autres écrivains de la même nation n'ont fait que reproduire ce qui avait été dit par leurs prédécesseurs.

Parmi les Français, Guy de Chauliac (3), qui avait largement puisé dans les Arabes, conseille si l'enfant est mort de l'extraire avec la main ou bien à l'aide des crochets ou des tenailles. Si le délivre ne sort point, il veut que la main, enduite de mucilage, aille le saisir doucement dans la matrice.

Jusqu'à cette époque, comme on le voit, l'art des accouchements se trouve borné à des préceptes mal établis ; aucun auteur n'a fait encore de tentative pour en former un corps de doctrine. Tous les médecins y consacrent bien quelques chapitres ; mais aucun ne cherche jusqu'alors à en faire une branche distincte de la chirurgie.

Le commencement du seizième siècle marque le point de départ d'une

---

(1) *Canons*, in-folio, fen. 21. Basiliæ. 1556.
(2) Spach, Gynæcior., etc., p. 442, 446.
(3) *Grand. chirurg.* Rouen, 1649, p. 592.

autre époque pour l'art des accouchements. Eucharius Rhodion ou Rœsslin publia en 1502 suivant Busch (1) et en 1519 suivant Osiander un petit ouvrage qui eut un grand succès et qui fut traduit en français par Bienassis (2) en 1536. On y retrouve, il est vrai, tout ce qui avait été dit par Hippocrate, Aétius, Paul d'Égine, Moschion et Avicenne; mais jamais jusqu'alors on n'avait trouvé rassemblés dans un même ouvrage, coordonnés avec tant de méthode et exposés avec tant de clarté un aussi grand nombre de préceptes. Rhodion publie dans cet ouvrage une figure de la chaise pour accoucher, celle d'un certain nombre de positions du fœtus et celle d'un monstre bicéphale. Jamais il n'y parle de son expérience personnelle, ce qui semblerait prouver qu'il a fait peu d'accouchements. On y trouve aussi de graves erreurs que la pratique des accouchements lui aurait probablement évitées; telle est par exemple celle qui lui fait dire que dans l'accouchement par le vertex, la position occipito-sacrée est la position ordinaire de la tête.

J. Rueff, qui vient immédiatement après Rhodion, reproduisit en grande partie les idées et les préceptes de son prédécesseur. On retrouve dans son ouvrage les pinces d'Avicenne et d'Albucasis, qu'il a perfectionnées sous le nom de *forceps longa* et *tersa* et de *rostrum anatis*. Il est le premier qui fasse mention du trombus de la vulve et de son traitement.

C'est de l'apparition de ces deux ouvrages que date la séparation de l'art des accouchements du grand arbre médical à titre de branche particulière. Dès lors ces ouvrages servirent de guide aux sages-femmes, qui abandonnèrent peu à peu leurs anciennes routines, ainsi qu'aux chirurgiens, qui ne dédaignèrent plus d'assister la femme pendant le travail le plus simple.

Franco (3) et Paré (4) démontrèrent un peu plus tard que l'accouchement par les pieds n'est pas dangereux et que dans les positions vicieuses il vaut mieux aller chercher les pieds que de ramener la tête. Paré surtout exposa d'une manière si claire la manœuvre à employer dans ces circonstances, qu'elle fut bientôt généralement adoptée.

L'impulsion donnée à la chirurgie vers la fin du seizième siècle eut une influence heureuse sur l'art des accouchements pendant la première période du dix-septième siècle.

Guillemeau (5), mettant à profit les idées de Paré, fit paraître sous le titre de *l'Heureux accouchement* un livre qu'on retrouve dans ses œuvres in-folio et dans lequel il exposa la doctrine de Courtin, qui le premier fit des leçons publiques d'accouchement. Guillemeau avait recours à la

---

(1) Lehrbuch, etc., p. 754, n° 1801.
(2) *Des divers travaux et enfantem.*, etc.; in-12.
(3) *Traité des hernies;* 1560.
(4) *Manière d'extraire les enfants du ventre de leur mère.* Paris, 1573.
(5) *OEuvres compl.*, in-folio, p. 198, 488. Rouen, 1649.

version. Il conseille de percer le placenta dans les cas de perte utérine avec insertion du placenta sur le col. C'est à lui qu'appartient le précepte d'opérer la rupture des membres et d'accoucher brusquement la femme dans les cas d'hémorrhagie abondante pendant le travail.

Saint-Germain (1), grand admirateur de Guillemeau, mais qui ne pratiquait pas l'art des accouchements, ne fit que résumer en un petit volume à l'usage des sages-femmes ce qu'avait dit son prédécesseur et ce que l'on connaissait jusqu'alors d'essentiel sur l'art des accouchements.

La seconde moitié du dix-septième siècle, plus féconde que les siècles précédents, vit surgir des travaux qui placèrent leurs auteurs au premier rang parmi les accoucheurs français.

Mauriceau (2), dont l'ouvrage publié en 1668 eut les honneurs de sept éditions, fut le premier accoucheur de cette époque. Chargé du service des accouchements à l'Hôtel-Dieu de Paris, il eut bientôt une pratique très-étendue dans la capitale. De nombreuses observations sur la grossesse, l'accouchement, la délivrance et les suites de couches se trouvent réunies dans son livre. Il insiste encore plus que Paré sur la version par les pieds, et il la conseille toujours quand l'enfant se présente en mauvaise position depuis l'épaule jusqu'aux talons. Il avait reconnu que l'accouchement se termine seul dans les présentations de la face, et que la procidence du cordon exige la version et l'extraction du fœtus. Il voulait que le bandage du ventre après l'accouchement ne fût que contentif, et la fronde qu'il conseille pour entraîner la tête n'était propre qu'à faire sentir le besoin du forceps. Mais à côté des excellents préceptes donnés par Mauriceau se trouvent aussi des erreurs grossières. Ainsi la matrice, suivant lui, s'amincit pendant la grossesse ; l'opération césarienne ne doit être pratiquée qu'après la mort ; il faut pour couper et lier le cordon emporter près du feu l'enfant et le délivre. N'admettant pas la théorie de R. de Graaf sur la génération, il nie complétement la possibilité des grossesses tubaires. Enfin Mauriceau était violent et passionné, et partout on le voit traiter avec malveillance non-seulement les sages-femmes, mais encore ses confrères.

Viardel (3), dans un traité beaucoup moins étendu que celui de Mauriceau, se borna à traiter seulement sous le rapport pratique quelques points de l'art des accouchements. L'accouchement par la face était, suivant lui, très-fâcheux et nécessitait la réduction de la tête à l'aide des doigts portés sur le front et recouverts d'une compresse retenue elle-même au dehors par un ruban. Il décrivit parfaitement les renversements de l'utérus et donna d'excellents préceptes pour y remédier. Parmi quelques observations curieuses qu'il a fait connaître, on lui doit

---

(1) *Eschole des sages-femmes.* Paris. 1650.
(2) *Maladies des femmes grosses;* 1668-1759.
(3) *Observ. sur la pratique des accouchements,* etc.; 1671-1748.

celle d'une occlusion du vagin par la membrane hymen et celle d'un avortement de quatre embryons. Viardel annonça aussi que la sortie du méconium indique la mort du fœtus. Du reste, comme il n'était ni docteur ni maître en chirurgie, il suscita contre lui de vives réclamations de la part du corps médical et fut vivement attaqué dans certains passages par Peu et par Mauriceau.

Fournier (1) publia vers la même époque un ouvrage moins connu, simple manuel à l'usage des accoucheurs et des chirurgiens, et que l'on pourrait comparer à celui de Rhodion. Fournier débridait le col de l'utérus et avait inventé un instrument à cet usage ; il pensait que le cordon ombilical est doué de sensibilité. On trouve dans son ouvrage la figure de plusieurs monstres et en particulier de deux jumeaux unis par l'abdomen comme les deux Siamois ; du reste, l'auteur traite son sujet dogmatiquement depuis le commencement jusqu'à la fin et sans entrer dans aucun détail d'observations.

Portal (2), observateur judicieux, s'en tint comme Viardel à un recueil d'observations et laissa quelques préceptes dont le temps n'a pas détruit l'importance. Témoin de plusieurs accouchements par la face heureusement terminés, il ne craignit pas d'avancer qu'*il n'y a pas plus de mystère en celui-là qu'aux autres*. Il rejetait dans les présentations de l'épaule toute tentative pour repousser le membre, soutenant que ce n'est pas le bras qui fait obstacle à l'accouchement et que la main de l'accoucheur réunie au bras de l'enfant n'égalent pas le volume de la tête. Le premier aussi il donna le précepte lorsqu'on tient un pied de l'enfant pendant la version de ne pas chercher à saisir le second.

Philippe Peu (3) est auteur du meilleur traité d'accouchement qui ait paru jusqu'à lui. Ses idées sont nettes, bien coordonnées, clairement exposées et paraissent le résumé d'une pratique très-étendue. C'est lui qui fit connaitre le premier exemple de placenta enchatonné. Il remarque que les femmes boiteuses ont le bassin vicié et accouchent difficilement. Il repousse cette pratique barbare d'arracher le bras pour aller chercher les pieds, fait ressortir les inconvénients d'un cordon trop court et décrit avec soin l'entortillement du cordon. Il est dangereux, suivant lui, de laisser dans l'utérus des portions de placenta, et il combat l'opinion contraire émise par Portal. Railleur et superstitieux, d'un côté il blâme sans cesse les matrones, se moque de Mauriceau, qui veut que l'on baptise avec une seringue l'enfant dans le sein de sa mère, et de l'autre il croit qu'une femme qui venait souvent prier à l'autel de la Vierge où il y avait un diable effrayant accoucha d'un enfant qui ressemblait au diable.

---

(1) *L'accoucheur méthodique*, etc. Paris, 1676.
(2) *La pratique des accouchements*. Paris, 1682.
(3) *La pratique des accouchements*. Paris, 1694.

Pendant que l'art des accouchements avait reçu en France une forte impulsion par l'apparition des auteurs que nous venons de citer, l'Angleterre ne faisait que préluder à ses succès futurs dans cette branche de l'art de guérir. On n'avait encore rien inventé de satisfaisant pour extraire la tête du fœtus. Les Chamberlain se vantèrent d'en posséder le moyen. L'un d'eux vint à Paris pour y démontrer la supériorité de leur procédé; mais ayant excité vivement la jalousie de Mauriceau et n'ayant pas obtenu l'accueil et le succès qu'il espérait trouver, il retourna en Angleterre sans avoir fait connaître son secret. On croit généralement que l'instrument dont il se servait n'était autre que le forceps, qui bientôt devait être le sujet de tant d'études de la part des accoucheurs.

Le dix-huitième siècle vit encore redoubler cette impulsion donnée à la science par les travaux de Paré, de Guillemeau, de Mauriceau et de Peu, et ce n'est plus seulement en France, mais c'est encore dans toute l'Europe que le mouvement se fait ressentir.

Le début de cette époque est surtout marqué par l'apparition de trois ouvrages : ceux de P. Amand, de Dionis et de de La Motte. Le premier, ne cherchant pas à généraliser, raconte des faits sur les différentes sortes d'accouchements, et sa principale invention est l'espèce de réseau dont il se servait pour entraîner la tête.

Dionis, d'un caractère gai, railleur sans méchanceté, plus utile par la forme attrayante de son livre que par les idées neuves qu'il renferme, n'a presque rien écrit de nouveau. Pour lui, le lit de travail est utile, quoique Mauriceau en ait critiqué l'usage. Chaque jumeau ayant sa poche distincte, il pense, contrairement à l'opinion de Mauriceau, qu'il n'est point à craindre dans la version de saisir le pied de l'un pour celui de l'autre. Il considère la fronde de Mauriceau comme une invention ingénieuse, mais dont l'application n'est pas possible, et il rejette l'opération césarienne sur le vivant, appelant des peines sévères sur les accoucheurs qui osent la pratiquer.

De La Motte peut-être considéré à juste titre comme le continuateur de Mauriceau. Ses préceptes, empreints d'un excellent esprit de réserve et de prudence, sont tous basés sur un grand nombre d'observations et sur une pratique très-étendue. La culbute du fœtus est, suivant lui, une erreur grossière, et l'accouchement par le siége ou par les pieds est tout aussi naturel que par la tête. Il rejette l'occlusion du vagin pour remédier à la chute du cordon et le refoulement du bras pour aller chercher les pieds dans les présentations de l'épaule. Du reste souvent il combat Mauriceau et l'en soit au sujet des sages-femmes, soit au sujet de diverses opinions de ces deux auteurs. Ce qui étonne surtout, c'est que placé loin du centre de l'observation il ait pu, au fond d'une province, recueillir autant de faits et les coordonner au milieu d'occupations nombreuses.

Ce fut vers cette époque que l'on vit briller à Paris plusieurs accoucheurs célèbres, tels que Desforges, Lacuisse, Boucher, Julien Clément,

Le Maître de Puzos, mais qui ne consignèrent dans aucun travail le fruit de leur expérience.

La Hollande, pendant cette première partie du dix-huitième siècle, apporta aussi sa part d'expérience à l'art des accouchements. Ruysch, plus célèbre à d'autres titres, s'occupa d'obstétrique dans plusieurs endroits de ses œuvres. Mais ce fut Deventer (1) qui fournit la plus large part dans ce tribut de la Hollande. D'abord horloger, il ne cultiva que très-tard la science chirurgicale. C'est à lui qu'appartiennent les premières notions sur l'axe du détroit supérieur et sur la courbure du bassin. Personne ne décrivit mieux que lui les obliquités de la matrice, et les quatre espèces qu'il admet dans le déplacement de l'utérus se retrouvent dans la pratique. On ne peut lui reprocher à ce sujet que d'avoir accordé à ces déplacements une trop grande influence sur les positions vicieuses du fœtus. Deventer avait bien vu qu'il est quelquefois nécessaire de provoquer l'accouchement entre le septième et le neuvième mois.

C'est à la même époque que l'Angleterre commence véritablement à marquer sa place dans la science obstétricale. Un ouvrage intitulé *le Livre de la femme*, ou *Naissance de l'espèce humaine ;* le manuscrit de Willoughby, qui remonte à 1670 ; le petit traité d'Everard ; le *Guide des sages-femmes* de Culpeper ; le traité de Thomson ; *les Accouchements d'Aristote*, par Salmon, étaient jusqu'alors les seuls travaux que l'Angleterre eût produits. Mais en 1723 Maubray (2) publia son premier traité d'accouchement et fit paraître le supplément l'année suivante. Simson fit paraître en 1729 son *Système de la matrice*. Ed. Chapman (3) décrivit le forceps de Chamberlain et publia un traité sur les accouchements. En 1734 parut le recueil d'observations de Giffard, et parmi les deux cent vingt-cinq cas qu'il renferme, on en trouve plusieurs qui se rapportent à l'insertion du placenta sur le col de l'utérus. Peu de temps après, Dawkes (4), grand partisan de Deventer, fit imprimer son *Vade mecum de la sage-femme*, qui fut suivi quelque temps après du *Compendium* de Manningham (5) ; cet ouvrage fut accueilli avec une grande faveur et traduit en latin par Bohemer. Enfin en 1741 F. Oulde (6) publia un véritable traité d'accouchement, et il démontra le premier que la tête se présente en travers, et non d'avant en arrière, au détroit supérieur.

L'Allemagne et la Suisse étaient restées en arrière pendant cette

---

(1) *Observations sur le manuel des accouchements ;* 1701. Trad. française par Bruhier d'Ablincourt ; 1734.
(2) *Midwifery Brought to perfect. by mannal operat.* Lond., 1723, 1725.
(3) *Improv. of midwif*, etc. Lond., 1739.
(4) *The tru knowledge of the art. of midwif*, etc. Lond., 1736.
(5) *Artis obstetr. compendium*, etc ; 1746.
(6) *A treatise of midwif.*, etc. Dublin, 1742.

première partie du dix-huitième siècle. Heister seul écrivit sur les accouchements, et encore ce qu'il en dit fut-il compris dans ses institutions de chirurgie publiées en 1739.

La seconde période du dix-huitième siècle vit apparaître l'enseignement de l'art des accouchements. Grégoire, dont les opinions ne sont connues que par les ouvrages que ses élèves publièrent, décrivait avec soin dans ses cours les ruptures de l'utérus. Pour se faire mieux .comprendre de ses auditeurs, il se servait d'un bassin d'osier revêtu de cuir, à l'aide duquel il simulait le mécanisme de l'accouchement. Puzos, membre de l'académie de chirurgie, fut le premier qui jouit officiellement du titre de professeur d'accouchement. Ses travaux sur plusieurs maladies des femmes en couches, sur les dépôts laiteux et sa méthode pour terminer l'accouchement dans les cas de perte pendant le travail, lui acquirent une réputation justement méritée. C'est vers cette époque que Mesnard (1) de Rouen publia son *Manuel d'accouchement*, ouvrage très-clair et dont la disposition par demandes et réponses fut adoptée plus tard par Baudelocque. Levret (2), qui parut après, devint rapidement l'accoucheur le plus distingué et remplit toute l'Europe de sa renommée. Esprit droit et profond, il s'efforça d'appliquer à l'art des accouchements les lois de la m canique. Il décrit avec une précision remarquable le bassin et le mode de contraction de la matrice, l'insertion du placenta sur le col utérin et le chatonnement du délivre. Inventeur d'un forceps qui porte son nom, il put bientôt à l'aide de cet instrument changer complétement la face de la science et amener vivants, sans danger pour la mère, la plupart des enfants qu'on ne pouvait extraire jusque-là qu'à l'aide d'instruments meurtriers.

Barbaut (3), dont le cours d'accouchement annonce un excellent praticien, renferme des préceptes fort sages et des observations fort intéressantes ; mais nulle part on n'y rencontre ces idées neuves, ces conceptions hardies qui font avancer une science. Deleurye (4) n'est le plus souvent qu'une reproduction de Levret. Le premier il a reconnu que l'accouchement par la face se fait très-naturellement et sans le secours de l'art. On se demande comment un accoucheur aussi éclairé peut donner le conseil, dans la version, de retourner le fœtus sur sa région postérieure.

L'Angleterre vit paraître pendant cette seconde moitié du dix-huitième siècle un accoucheur dont la réputation égala dans son pays celle de Levret en France. Smellie (5), ancien élève de Grégoire, fit à Londres un

---

(1) *Le guide des accoucheurs.* etc. 1743, 1753.
(2) *Accouchements laborieux*, etc. Paris, 1747, 1780.
(3) *Cours d'accouchement en faveur des étudiants;* Paris, 1775.
(4) *Traité d'accouchement en faveur des élèves.* Paris, 1770.
(5) *On the theor. and pract., of midwif;* 1752. Trad. par Préville, 1771.

cours d'accouchement qui eut un succès brillant. Ses ouvrages, fort
remarquables, tiennent une place distinguée dans la science. Il publia
des figures de la matrice et des positions du fœtus qui laissent bien loin
derrière elles toutes celles qui avaient été publiées jusque-là. Se rap-
prochant de Mauriceau par l'ordre et la méthode qu'il suit dans ses ouvrages, il semble plutôt prendre ses inspirations dans Levret, dont on peut
le considérer comme le véritable émule. Smellie rassembla davantage,
il est plus riche en matériaux ; mais Levret est plus généralisateur. Le premier se borne le plus souvent à observer ; le second préfère créer, in-
venter et donner des préceptes.

Smellie, comme tous les hommes de mérite, eut bientôt des détracteurs, parmi lesquels nous devons citer Burton (1). L'ouvrage de ce dernier, intitulé *Nouveau système des accouchements*, quoique mal coor-
donné, renferme cependant des préceptes utiles, et dans une dissertation
sur la circulation utéro-placentaire, il fait preuve d'une grande habileté.
Burton paraît être un accoucheur qui n'a pas vu beaucoup, et son érudition rend son livre plus utile aux savants qu'aux praticiens et aux
élèves. Souvent il attaque Smellie dans son ouvrage, sans doute pour se
venger du silence que ce dernier garda toujours sur ses travaux et par
jalousie d'une réputation qui tendait à obscurcir la sienne.

Parmi les accoucheurs de la Grande-Bretagne qui parurent à la même
époque, il faut citer Macaulay et Kelly, qui les premiers ont pratiqué
l'accouchement prématuré artificiel dans le cas d'angustie pelvienne.

La Hollande, par suite du passage de Deventer dans ce pays, se
signala bientôt par un instrument que ses inventeurs s'obstinèrent à
tenir secret. Roonhuysen, de Bruyn, Titsing, Camper acquirent de la
célébrité dans l'art obstétrical en mettant en usage cet instrument mys-
térieux qui n'était autre chose que le levier.

A la même époque Rœdérer (2) et Plenck (3) répandaient en Allemagne les doctrines de Levret, qu'ils enrichissaient et complétaient par
leurs propres observations. Mais bientôt ils furent éclipsés par Stein (4),
dont les nombreuses publications plus encore que le traité classique
établissaient la réputation.

Le mouvement scientifique avait envahi, comme on le voit, l'Europe
entière ; mais il acquit une nouvelle impétuosité dans la dernière période du dix-huitième siècle, et ce fut encore de la France que l'impulsion partit pour se transmettre aux états voisins.

Petit (5), qui succédait à Puzos dans l'enseignement, se distingua
surtout par son mémoire sur le mécanisme de l'accouchement et sa dis-

---

(1) *New system. of midwif.*, etc.; Lond. 1751, 1758. Traduit par Lemoine, 1771.
(2) *Element. art. obstetr.*, 1780. Édit. allemande-française, 1795.
(3) *Element. art. obstetr.*, 1753. Trad. franç., 1765.
(4) *L'art d'accoucher*, etc., 1770. Traduit par Briot, 1804.
(5) *Maladies des femmes et des enfants nouveau-nés*. Paris, 1800.

cussion sur les naissances tardives (1). Quant à sa doctrine on la retrouve par fragments et sous forme de notes dans la traduction de Burton par Lemoine, et enfin elle fut publiée sous le titre de *Leçons* par Baigneux et Perrot. Mais en mettant même de côté la négligence et l'imperfection qui signalent cette publication, on peut dire que la doctrine de Petit est réellement au-dessous de la réputation de l'auteur.

A côté de Petit nous devons citer Astruc, qui fut chargé par la faculté de faire un cours aux sages-femmes. Parmi les nombreux travaux publiés par ce médecin laborieux et qui embrassent un grand nombre de points de l'art de guérir, il a laissé un ouvrage de peu d'étendue sur les accouchements (2).

Solayrès, reçu médecin à Montpellier, vint à Paris, où il suivit les leçons de Petit et de Péan. Imbu des idées de classification de Sauvages, il ne tarda pas à les introduire dans l'étude des accouchements, qu'il divisa en ordres, genres, espèces, variétés. Cette nouvelle méthode d'exposition, son élocution claire et facile lui attiraient sans cesse un grand nombre d'élèves, lorsqu'une mort prématurée vint l'enlever au milieu de ses succès. On ne possède de lui que sa dissertation inaugurale et une thèse (3) qu'il était sur le point de soutenir pour se faire recevoir aux écoles de chirurgie lorsque la mort vint le frapper. Quant à ses idées et à la méthode d'exposition qu'il avait adoptées dans ses cours, on les retrouve dans un petit ouvrage publié par Dufot (4) et dans un autre abrégé publié par Gilles de La Tourette (5).

Solayrès, atteint des premiers symptômes de la maladie qui allait l'emporter et forcé d'interrompre ses leçons, chargea de le suppléer un jeune chirurgien qu'il avait distingué et qui devait bientôt saisir le sceptre des accouchements. Baudelocque remplaça Solayrès avec un tel succès, qu'il s'attira bientôt, à l'égal du maitre qui l'avait choisi, l'attention et la faveur des étudiants. Quoiqu'il ne fut pas un professeur brillant, il s'exprimait avec clarté et précision et savait rendre ses leçons intéressantes par la solide instruction qu'on y puisait. Baudelocque ne fut pas un de ces génies puissants appelés à changer la face des sciences; mais il avait un genre de mérite qui à l'époque où il parut le servit presque à l'égal du génie. La science des accouchements avait été portée par Smellie et Levret à ce degré où il ne reste guère plus de découvertes importantes à faire; mais ses principes étaient en quelque sorte épars et confus. Baudelocque, doué d'une sagacité très-grande, d'une lucidité et d'une précision d'esprit remarquables, sut apprécier et coordonner les matériaux jusque-là épars et disséminés. S'il n'est point auteur origi-

---

(1) *Recueil des pièces relatives aux naissances tardives*, etc., 1766.
(2) *L'art d'accoucher réduit à ses principes.* Paris, 1766, in-12.
(3) *De partu viribus maternis absoluto.* Paris, 1771.
(4) *Sur l'art des accouchements;* in-12. Soissons, 1775.
(5) *Art des accouchements;* 2 vol. in-12. Angers, 1787.

nal, s'il adopte et suit trop scrupuleusement la classification de Solayrès,
chargée de divisions et de subdivisions, il n'est aucun point de la science
qu'il n'éclaire par la manière dont il l'expose, dont il le juge d'après les
travaux de ses prédécesseurs et sa propre expérience. Cependant il serait
injuste de dire que Baudelocque n'ait en rien avancé la science. Il a
déterminé avec plus de précision qu'on ne l'avait fait avant lui les divers
mouvements de la tête et du corps du fœtus dans le passage à travers le
bassin ; il a mieux fixé les diamètres de cette cavité et leurs rapports
avec ceux de la tête du fœtus. L'art de reconnaître les dimensions du
bassin chez la femme vivante lui doit de nombreux perfectionnements.
Enfin il a contribué , plus que tous ses devanciers, et par ses préceptes
et par son exemple, à faire apprécier les ressources de la nature dans
l'accouchement et à bien préciser les cas où doivent être employées les
ressouces de l'art. Cependant on peut lui reprocher de s'être laissé entraîner un peu trop loin dans ses préventions contre la section de la
symphyse. Toutes les qualités que nous avons signalées se retrouvent
dans son manuel des sages-femmes (1), dans son grand traité d'accouchement (2), dans ses recherches sur l'opération césarienne et sur les
hémorrhagies.

Du reste, comme tous les hommes qui s'élèvent au-dessus des autres,
Baudelocque ne put échapper à l'envie. Sigault et A. Leroy, auteurs
de la *symphyséotomie*, l'attaquèrent les premiers comme un des détracteurs les plus influents de cette opération. Plus tard , Piet, sous le pseu-
donyme de W. Kintish, critique violemment son livre dans une série de
lettres. Herbiniaux alla jusqu'à dire que l'Académie en couronnant
Baudelocque avait couronné l'ignorance et la mauvaise foi. Enfin
Saccombe lui fit une guerre acharnée dans sa *Luciniade* ainsi que
dans tous ses autres libelles.

Plusieurs contemporains de Baudelocque, sans approcher de la réputation que ce dernier s'était acquise, brillèrent cependant d'un certain
éclat. Tels furent Simon (3), a qui l'on doit un grand mémoire sur l'opération césarienne ; Lauverjat (4), qui, sous le titre de *Nouvelle méthode
de pratiquer l'opération césarienne*, a publié un petit ouvrage rempli de
faits intéressants ; Leroy (5), qui publia un traité bien incomplet d'accouchement et un opuscule intitulé *Histoire naturelle de la grossesse et de
l'accouchement*, qui est sans contredit son meilleur ouvrage; Coutouly (6),
qui dut sa réputation à l'invention du pelvimètre qui porte son nom, à
ses recherches sur deux nouveaux forceps et à l'application de cet instrument au détroit supérieur; Lambin (7), qui ramena à deux toutes les po-

---

(1) *Art des accouchements par demandes et par réponses;* in-12. Paris, **1775.**
(2) *L'art des accouchements;* 2 vol. in 8°, 1781.
(3) *Acad. de chir.*, t. I, p. 462, et t. II, p. 213. Édit. de 1819.
(4) *Nouvelle méthode de pratiquer l'opération césarienne.* **Paris, 1788.**
(5) *Hist. naturelle de la grossesse, etc.* Paris, 1787.
(6) *Mémoires sur divers sujets d'accouchement, etc.* Paris, 1807.
(7) *Manuel des accouchements pratiques;* 1799.

sitions de la tête ; Bodin (1), qui envoya à l'Académie un mémoire intéressant sur le débridement du col de l'utérus, et enfin Piet (2), qui se distingua surtout par son travail sur les symphyses.

Tandis que l'art des accouchements brillait en France d'un nouvel éclat, l'Angleterre voyait aussi s'élever des accoucheurs d'un ordre supérieur. Parmi eux se distingua surtout Denman, qui, d'abord simple officier de santé sur un vaisseau, fit à Londres des cours d'accouchement conjointement avec Osborne. Il débuta d'abord par la publication de ses aphorismes ; puis il livra successivement au public un essai sur le travail naturel, sur le travail contre nature, sur les pertes utérines et sur les ruptures de l'utérus. Mais l'ouvrage le plus important qu'il ait laissé et que Kluyskens (3) a traduit en français, quoique plein d'érudition et de faits intéressants, est loin de pouvoir être comparé à celui de Baudelocque. Plus créateur que ce dernier, plus hardi dans ses conceptions, Denman est moins méthodique et moins complet ; souvent à côté de chapitres bien traités on en trouve qui le sont d'une manière tout-à-fait incomplète. Mais ce qui fit surtout la réputation de son livre en Angleterre, c'est qu'il y traita des maladies des femmes en même temps que des accouchements.

Déjà Exton (4), Pugh (5), Hamilton (6), Croft (7), Tolver (8) dans son mémoire sur le mécanisme de l'accouchement, Leake (9) dans ses travaux sur les accouchements et sur les maladies des femmes en couche, Dease (10) et Sims (11) dans deux petits abrégés, Moore (12) dans ses éléments d'accouchement, Aitken (13) dans l'ouvrage où il fait connaître la scie à chaîne et où il propose la bipubiotomie, Douglas (14) dans son mémoire sur les ruptures de l'utérus, avaient éclairé par leurs travaux plusieurs points d'obstétrique et brillé d'un certain éclat avant Denman, qui devait bientôt les éclipser. Un peu plus tard, les observations de Perfect (15), le système des accouchements par Spence (16), qui parurent

<hr>

(1) *Essai sur les accouchements.* Paris, 1797.
(2) *Réflexions sur la section de la symphyse du pubis;* 1778.
(3) *An introductio to the practice of midwif,* etc.; 1787.
(4) *System. of midwif. in four parts.* Lond. 1751.
(5) *A treatise of midwif.;* 1754.
(6) *Practice of midwif. outlines on the theory and pract. of midwif.;* 1766, 1783.
(7) *Lond. med. journ.,* vol. VII ; 1786.
(8) *The present state of midwif. to Paris, with a theor. of the mecanis. of labours;* 1770.
(9) *Pract. observat. on the child-bedfever,* etc.; 1772.
(10) *Observat. in midwif.* Dublin, 1783.
(11) *Princip. and. pract. of midwif.,* etc.; 1781.
(12) *Elements of midwif.,* etc., 1781.
(13) *Principl. of midwif.* Lond, 1784, 1785.
(14) *An extraordin. case of rup., uter.,* etc.; 1785.
(15) *Cases in midwifery,* etc.; 1787.
(16) *System. of midwif.,* etc.; 1787.

en même temps que l'ouvrage de Denman, apportèrent encore à
la science quelques faits nouveaux. Enfin quelques années après,
Blunt (1), par son *Manmidwifery dessected*, et Bland (2), par la publication de ses observations sur la parturition de l'espèce humaine com-
parée à celle des animaux, vinrent terminer cette période d'une manière
brillante.

L'Allemagne ne resta pas inactive pendant cette dernière période du
dix-huitième siècle. De 1760 à 1802, Saxtorph (3) publia un ouvrage et
une série de mémoires intéressants sur les accouchements.

Stein (4) en 1770 publiait un ouvrage important qui ne fut traduit en
français que beaucoup plus tard, et Boer (5), par ses travaux sur la putres-
cence de l'utérus, sur la présentation de la face et par une foule d'autres
mémoires, prenait un rang distingué parmi les accoucheurs allemands.
Enfin les archives et les dissertations de Stark (6), les observations de
Zeller, les divers traités de Stédèle (7), le choix de mémoires de Schle-
gel (8) témoignent aussi de l'ardeur avec laquelle l'Allemagne pour-
snivait sa tâche.

La Belgique apporta aussi son tribut de travanx utiles. Herbiniaux (9)
obtint, dans les Pays-Bas, une réputation justement méritée. Ses discussions sur le levier et les modifications qu'il fit subir à cet instrument,
ses recherches sur les polypes, sur certains vices du bassin et sur plusieurs autres points de l'art des accouchements furent l'origine de sa
réputation. Le mémoire de Kok sur les hémorragies et l'emploi du
tampon, les notes ajoutées par Kluyskens à l'ouvrage de Denman, l'école
pratique des accouchements de Jacobs et le mémoire de Solingen sur les
rapports de la tête avec les détroits du bassin, prouvent suffisamment que
l'art des accouchements était dans ce pays le sujet d'études sérieuses.

L'Italie, qui jusqu'alors était restée étrangère au progrès de l'art des
accouchements, commence vers la fin du dix-huitième siècle à donner
signe de vie. Nannoni, dans le dernier volume de sa chirurgie, passe en
revue la doctrine française et fait mention de l'évolution spontanée.
Tranquillini, Vespa, Nessi, Morandi, Galleoti, Malacarme commencent à
attirer l'attention du reste de l'Europe. Mais bientôt ils furent éclipsés
par Asdrubali, qui, après avoir suivi les leçons de A. Leroy, revint à Rome,
où il fonda un enseignement pratique des accouchements. Son ouvrage,
publié d'abord en deux volumes, puis en quatre avec des annotations de

(1) Lond., 1793.
(2) *Observat. on hum. and comparative parturition;* 1794.
(3) *Éléments de l'art des accouchements à l'usage des sages-femmes;* 1783-
1801.
(4) *Theoretische anleitung zur Geburtshulfe;* 1770-1805.
(5) *Natural. medecin. obstetr. septem liber.,* etc.; 1812.
(6) *Archiv. F. D. Geburtshulfe;* 1787-1804.
(7) *Lehrbuch..... der instrument. in der Geburtshulfe;* 1774-1804.
(8) *Sylloge oper.,* etc.; 2 vol., 1795-1796.
(9) *Sur divers accouchements laborieux;* 1782-1793.

Scatigna, est plutôt la reproduction des doctrines françaises qu'un ouvrage original, et souvent même il laisse à désirer plus de méthode et plus de précision.

Ici commence le dix-neuvième siècle, et la France, sur laquelle Baudelocque avait jeté un si vif éclat, semble se ralentir dans son mouvement scientifique au commencement de ce siècle. La science des accouchements et la doctrine française de Saccombe ; — le supplément de Millot, entaché de charlatanisme et de divagations, — *la Lucéniade* ou *l'Art de procréer les sexes à volonté*, sont les premiers ouvrages qui furent livrés au public.

Mais ce temps d'arrêt ne fut pas de longue durée. On s'aperçut bientôt que la méthode de Solayrès était surchargée d'une foule de divisions inutiles. Maygrier (1) proposa en 1802 une réforme à ce sujet et publia d'abord un traité complet des accouchements et ensuite son beau travail avec planches intitulé *Nouvelles démonstrations d'accouchements* (2).

Capuron (3), esprit plus élevé et plus droit que Maygrier qu'il suivit de près dans la carrière, obtint un grand succès dans l'enseignement et dans ses publications. Son cours d'accouchement, son traité des maladies des femmes, son mémoire sur la présentation du bras, un grand nombre d'articles publiés dans les divers recueils, l'ont placé au premier rang des accoucheurs français. Gardien (4), condisciple de Capuron, fit paraître en 1808 son traité des accouchements, des maladies des femmes et des enfants. Mais l'ouvrage de Gardien, quoique envisagé d'une manière large, présente de nombreux défauts. Souvent l'auteur s'y montre diffus, et parfois il est obscur.

Désormeaux, doué d'un jugement remarquable, d'une érudition des plus étendues, mais privé des qualités brillantes du professeur, acquit bientôt une grande réputation. Sa thèse sur l'accouchement par le pelvis, sur l'avortement, ses articles sur les différents points de l'art des accouchements dans le *Dictionnaire de médecine* sont les seuls travaux qu'il nous ait laissés. Cependant on doit dire que dans tous ses écrits il s'est peu écarté des doctrines de Baudelocque et que rarement il s'y montre original.

Deux femmes qui tiennent sans contredit le premier rang parmi les sages-femmes se firent aussi remarquer par des travaux importants. Madame Boivin (5), par son *Mémorial de l'art des accouchements*, par ses recherches sur la structure de l'utérus, sur la mole vésiculaire, les maladies de l'utérus, prit un rang distingué dans la sience. Mais elle rencontra dans madame Lachapelle (6) une rivale qui se partagea avec elle,

(1) *Nouvelle méthode pour la manœuvre des accouchements ;* 1802-1804.
(2) Paris, 1822-1828.
(3) *Cours théorique et prat. d'accouch.* Paris, 1812, in-8°; *ibid.*, 1816.
(4) 4 vol. in-8°, 1808-1824.
(5) Paris, 1812, in-8°; *ibid.*, 1818; *ibid.*, 1824.
(6) Paris, 1821, 3 vol. in-8°; *ibid.*, 1825.

parmi les femmes, le sceptre des accouchements. L'ouvrage de cette dernière sous le titre *De la pratique des accouchements*, de nombreux mémoires sur divers sujets, sa position de sage-femme en chef de la Maternité, son enseignement remarquable sous tous les rapports, la rendent tout-à-fait digne de figurer à côté des accoucheurs les plus célèbres.

M. Dugès, neveu et collaborateur de madame Lachapelle, publia un manuel d'obstétrique (1) dans lequel se font remarquer toutes les qualités qui distinguaient ce médecin, qui fut enlevé prématurément à la science. Et six ans plus tard, Jules Hatin en publiait un autre destiné surtout aux sages-femmes et de beaucoup inférieur sous tous les rapports à celui de son devancier.

L'ouvrage de M. Velpeau (2) fait époque dans le dix-neuvième siècle. Mettant à profit non-seulement tout ce qu'avaient fait les anciens, mais puisant aussi dans les ouvrages des contemporains soit en France, soit à l'étranger, respectant tout ce qui lui semble bon dans ses prédécesseurs, mais admettant aussi avec empressement toutes les idées nouvelles, il se fait remarquer dans son livre par l'impartialité de ses jugements et une érudition très-grande. Dans un grand nombre de passages, il apporte aussi le résultat de sa propre expérience et des méditations dans lesquelles l'avait dû entraîner un enseignement public de plusieurs années avidement suivi par un grand nombre d'auditeurs. Nous aurons, du reste, dans le courant de cet ouvrage de fréquentes occasions de rappeler les opinions et les recherches de l'auteur.

Les traités qui ont suivi l'ouvrage de M. Velpeau sont peu nombreux en France. Celui de M. Moreau (3), celui de M. Cazeaux (4), le *Traité pratique de l'art des accouchements* de M. Chailly (5), l'ouvrage de M. Jacquemier (6), sont les derniers qui aient été publiés jusqu'à l'époque où nous sommes arrivés.

Depuis le commencement du dix-neuvième siècle les cours d'accouchements furent très-nombreux, surtout à Paris. MM. Maygrier, Capuron, Gardien, Évrat, Danyau père, Velpeau, Colomb, Cazeaux, Chailly contribuèrent avec les cours de la Faculté à former de nombreux élèves. Mais pour que l'enseignement fût complet, il lui manquait une condition essentielle. Les élèves restaient, au milieu de ces cours nombreux, étrangers à la pratique : à peine pouvaient-ils pendant la durée de plusieurs cours être témoins d'un ou de deux accouchements. Le dix-neuvième

---

(1) *Manuel d'obstétrique*, ou *Traité de la science et de l'art des accouchements*, contenant l'exposé des maladies de la femme et de l'enfant nouveau-né. Paris, 1826; *ibid.*, 1830.

(2) *Traité élémentaire de l'art des accouchements*, ou *Principes de toxicologie et d'embryologie*. Paris, 1829, in-8°, 2 vol.; *ibid.*, 1835.

(3) Moreau; *Traité des accouchements*; 2 vol. in-8. Paris, 1838.

(4) *Traité de l'art des accouchements*; 1 vol. in-8, 1841; *idem*, 1846.

(5) *Traité pratique des accouchements*. Paris, 1845.

(6) *Manuel des accouchements et des femmes grosses et accouchées*, contenant les soins à donner aux nouveau-nés; 2 vol. in-18. 1846.

siècle devait voir disparaître cette lacune si regrettable. Par les soins de M. Orfila, alors doyen de la Faculté, une clinique d'accouchement fut ouverte où chaque année de nombreux élèves purent assister aux accouchements et en suivre toutes les phases. Confiée à M. Paul Dubois, dont le savoir égale l'habileté, la clinique d'accouchement est devenue un des établissements les plus importants, où les élèves puisent une instruction d'autant plus solide qu'elle est toute pratique.

L'Angleterre ne resta pas en arrière de la France depuis le commencement du dix-neuvième siècle. Davis (1) publia un ouvrage accompagné de planches remarquables, après en avoir donné un autre sous la forme dogmatique. Burns (2), Merriman (3) se firent bientôt connaître par deux ouvrages non moins intéressants; Ryan (4), Jewel (5) publièrent chacun un manuel où ils résumèrent ce qu'on possède de plus positif sur la tocologie. Enfin, dans ces dernières années, Robert Collins (6), Ramsbotham (7), Robert Lee (8), Murphy (9) terminent la liste des auteurs anglais dont les ouvrages nous sont parvenus.

Pour l'Angleterre comme pour la France, nous passons sous silence dans cette esquisse rapide une foule de travaux isolés et de mémoires sur divers points de tocologie. Les plus importants de ces travaux partiels seront indiqués dans le courant de cet ouvrage et compléteront ainsi l'historique, tout en nous mettant à l'abri de répétitions inutiles.

L'Allemagne, outre le manuel de Jœrg (10) et celui de Froriep (11), a vu surgir depuis le commencement de ce siècle un grand nombre d'ouvrages qui tendent à la rendre de plus en plus florissante en formant le noyau d'autant d'écoles distinctes. C'est ainsi que MM. Ritgen, Carus, Busch, Nœgèle et Kilian ont fait connaître leurs doctrines dans autant de traités généraux. Enfin l'ardeur de l'Allemagne, excitée par les travaux de ces maîtres distingués ne se ralentit pas : un grand nombre de mémoires sur des questions spéciales d'obstétrique et des traités nombreux d'accouchements sont venus encore enrichir la science dans ces dernières années. M. Deseimeris, si versé dans la littérature allemande, les indique pour la plupart dans la bibliographie qui suit l'article **OBSTÉTRIQUE** du *Dictionnaire de médecine.*

---

(1) *Element. of operativ. midwif.,* etc.; 1825.

(2) *Principl. of midwif.,* etc.; 1809-1832.

(3) *Synopsis of difficult parturit.,* etc.; 1814-1826.

(4) *Compendium of gynæcolog.,* etc. Lond., 1831.

(5) *Lond. practic. of midwif.;* 1833.

(6) *A practical treatise on midwifery,* etc. Lond., 1836.

(7) *The principles and practice of obstetric medicine and surgery in reference to the process of parturition.* Lond., 1841.

(8) *Lectures on the theory and practice of midwifery,* etc. Lond., 1844.

(9) *Lectures on natural and difficult parturition.* Lond. 1845.

(10) *Handbuch der Gerburtshulfe;* 1807-1820.

(11) *Theoret. prakt. Handbuch der Gerburtshulfe,* etc.; 1814-1828.

PREMIÈRE PARTIE.

PARTIE ANATOMIQUE.

L'anatomie prise sous le point de vue tocologique comprend l'extrémité inférieure du tronc, c'est-à-dire le bassin et ses dépendances, les organes sexuels et leurs annexes.

§ 1er. — DU BASSIN.

Le bassin, espèce de ceinture ou de cavité osseuse qui termine le tronc inférieurement, est placé, dans l'espèce humaine, entre la colonne vertébrale qu'il supporte en arrière et les os des cuisses sur lesquels il repose en avant. Sa forme, bien qu'irrégulière, se rapproche cependant de celle d'un cône dont le sommet et la base seraient fortement inclinés l'un vers l'autre sur leur partie antérieure.

Destiné à loger, à protéger et à soutenir un grand nombre d'organes importants, tels qu'une partie des organes digestifs et des voies urinaires, tous les organes internes de la génération, un grand nombre de vaisseaux et de nerfs importants, le bassin étudié dans sa charpente osseuse est formé par quatre os : le sacrum, le coccyx et les deux os iliaques réunis entre eux par des surfaces articulaires et des ligaments.

Ici devrait se trouver la description de chacune de ces pièces osseuses; mais afin d'éviter des répétitions inutiles, nous renvoyons au **TRAITÉ D'ANATOMIE** pour tout ce qui concerne les détails anatomiques sur chacun des os qui constituent le bassin et sur les articulations qui les unissent. Bornons-nous seulement à considérer le bassin dans son ensemble, car c'est sous ce point de vue que son étude fournit à l'accoucheur les considérations les plus utiles.

DU BASSIN EN GÉNÉRAL.

Surface extérieure. — La surface extérieure du bassin, très-irrégulière, a pour usage principal de donner attache aux muscles qui entourent l'articulation coxo-fémorale. On la divise en quatre régions. L'*antérieure*, bornée sur les côtés par les cavités cotyloïdes, offre au milieu la symphyse du pubis et latéralement la fosse obturatrice externe remplie par le muscle correspondant; la *postérieure*, limitée par la saillie des os coxaux, est formée presque en entier par la face postérieure du sacrum et du coccyx; les deux *faces latérales* comprises entre les précédentes présentent en haut la fosse iliaque externe, en bas et en arrière la face postérieure des ligaments sacro–sciatiques et le plan des trous du même nom, en bas et en avant la cavité cotyloïde, qui reçoit la tête du fémur.

Surface intérieure. — La face interne du bassin se divise en deux parties : l'une supérieure qui porte le nom de *grand bassin*, de *bassin abdominal;* l'autre inférieure qui a reçu aussi les noms de *petit bassin*, d'*excavation pelvienne.*

Le bassin *abdominal*, de forme elliptique, largement échancré en avant, où il correspond à l'hypogastre, est également échancré en arrière pour recevoir l'extrémité inférieure du rachis. Limité sur les côtés par les fosses iliaques internes, en arrière par les dernières vertèbres lombaires, il est occupé par l'S iliaque du colon à gauche, par le cœcum à droite, et quelques anses de l'intestin grêle des deux côtés.

Le *petit bassin*, beaucoup plus important sous le rapport obstétrical, peut être considéré comme une portion de canal plus large au milieu qu'à ses deux extrémités, recourbée en avant et destinée à contenir les organes génito-urinaires internes, le rectum, les vaisseaux et nerfs hypogastriques et sacrés. On divise cette cavité en quatre régions.

L'*antérieure*, concave transversalement, fortement échancrée inférieurement par l'arcade pubienne, comprend la face postérieure du corps du pubis, de la branche ischio-pubienne et de la membrane obturatrice. On y observe sur la ligne médiane une crète plus ou moins saillante formée par la partie postérieure de la symphyse du pubis, en dehors les fosses obturatrices internes que surmonte le canal *sous-pubien* ou *obturateur*, par lequel les vaisseaux et nerfs obturateurs se portent de l'excavation à la partie interne de la cuisse. C'est à la compression de ces vaisseaux au moment du passage de la tête à travers l'excavation pelvienne qu'il faut attribuer ces crampes qui se manifestent souvent dans les muscles internes de la cuisse pendant le travail de l'accouchement.

La face *postérieure*, fortement excavée, est constituée par la face antérieure du sacrum, du coccyx et de la racine des ligaments sacro-sciatiques.

Les régions *latérales*, formées en avant par la face interne de la cavité cotyloïde et du reste de l'ischion, en arrière par la face interne des ligaments sacro–sciatiques, sont largement ouvertes par les deux trous sciatiques.

Une coupe verticale qui diviserait le petit bassin en quatre parties égales représente quatre plans inclinés l'un vers l'autre par leurs pointes. Les deux plans inclinés antérieurs comprennent une partie des régions latérales et toute la région antérieure de l'excavation ; les deux postérieurs sont constitués par la face antérieure du sacrum et du coccyx, des ligaments et des échancrures sciatiques, et de l'articulation sacro-iliaque. Les accoucheurs ont porté toute leur attention sur cette disposition anatomique, car c'est ordinairement sur deux de ces quatre plans inclinés que roulent les extrémités des diamètres de la tête du fœtus, pendant le travail, pour arriver au détroit inférieur. Nous verrons plus tard quelle influence nous devrons accorder aux plans inclinés du petit bassin sur les divers mouvements qu'exécute la tête du fœtus en traversant l'excavation pelvienne.

Dimensions des parois de la cavité pelvienne. — La paroi antérieure de la cavité pelvienne n'a que dix-huit lignes de hauteur vis-à-vis de la symphyse du pubis ; mais plus en dehors elle présente près de trois pouces. Les régions latérales ont trois pouces et demi dans leur partie moyenne ; sa paroi postérieure en a cinq au moins sur la ligne médiane, en suivant la courbure du sacrum, et quatre seulement si on tire une ligne droite du promontoire à la pointe du coccyx. Le diamètre sacro-pubien gagne six à dix lignes en descendant au milieu de l'excavation pelvienne, à cause de la concavité du sacrum. Les diamètres obliques changent fort peu, malgré l'opinion de Meckel, qui leur donne cinq pouces quatre lignes ; ainsi au centre de la cavité pelvienne tous les diamètres sont à peu près égaux et offrent de quatre pouces un quart à cinq pouces moins un quart chacun. Comme c'est dans cette partie du bassin que la tête exécute la plupart des mouvements qui doivent la faire sortir au dehors, nous pouvons dire, avec Guillemot et Flamand, que la connaissance des diamètres de cette partie du bassin est aussi importante que celle des diamètres des détroits.

Détroits. — L'entrée et la sortie du petit bassin sont limitées par une espèce de cercle qui en tocologie a reçu le nom de détroit.

Le *détroit supérieur*, nommé aussi *abdominal* ou marge du bassin, est cette espèce de cercle horizontal qui sépare la surface interne du bassin en deux parties. Formé en arrière par l'angle sacro-vertébral que Plenck appelle promontoire et le bord antérieur des ailerons du sacrum, en dehors par le bourrelet qui termine inférieurement l'os iliaque, en avant par le bord supérieur et postérieur des pubis, il est épais et arrondi en arrière, tandis qu'en avant il s'amincit et forme une espèce de crète.

Sa forme, sur le bassin sec, se rapproche de celle d'un ovale, d'un triangle, d'un cœur de carte à jouer ou d'une éllipse ; mais lorsque les parties molles recouvrent le bassin, il représente un triangle dont la base est tournée en avant.

L'inclinaison de l'axe du détroit supérieur a beaucoup occupé les accoucheurs. Cette inclinaison, qui diminue dans la station assise, augmente toutes les fois que l'on rejette le tronc en arrière, comme le font les femmes enceintes ou celles qui se servent de leur ventre pour porter un fardeau. Du reste il y a tant de variétés sous ce rapport, que l'on s'explique la diversité des opinions des auteurs à cet égard. Levret réduit à 35° l'angle qui sépare le plan du détroit supérieur d'une ligne horizontale qui se rendrait du bord supérieur du pubis à la face antérieure du sacrum ; Muller et Smellie portent cet angle à 45°, Bang et après lui Carus à 55°, tandis qu'Osiander ne lui en accorde que 30.

M. Nœgèle, d'après ses recherches sur plus de 800 femmes, se rapproche de l'opinion de Bang, car suivant lui le terme moyen serait de 59 à 56°.

L'*axe* du détroit supérieur est représenté par une ligne fictive qu'on abaisse par la pensée de la région ombilicale sur le tiers inférieur de la face antérieure du sacrum.

L'axe du détroit supérieur suit tous les degrés d'inclinaison dont le plan du détroit est susceptible, puisque le premier doit traverser perpendiculairement le centre du second. A 17° d'inclinaison il est trop rapproché de la ligne verticale, et à 55° il en est trop éloigné pour que l'accouchement ait lieu sans secours (Lobstein). Mais M. Nœgèle a cité l'observation de deux femmes chez l'une desquelles cet axe était parallèle à l'horizon, tandis que chez l'autre il était vertical, et chez toutes deux l'accouchement se termina sans le secours de l'art.

Les *diamètres* du détroit supérieur sont au nombre de quatre. L'*antéro-postérieur* ou *sacro-pubien*, qui s'étend de l'angle sacro-vertébral à la face postérieure de la symphyse du pubis, à environ 4 pouces (11 centimètres) suivant Chaussier et la plupart des auteurs français, et 4 pouces 4 lignes suivant Meckel. Les deux *diamètres obliques* se mesurent des symphyses sacro-iliaques à l'éminence iléo-pectinée du côté opposé; ils ont 4 pouces 1/2 (12 centimètres). Enfin le *diamètre transversal* ou *bis-iliaque*, qui se porte du bord inférieur d'une fosse iliaque au point diamétralement opposé, à 5 pouces (13 centimètres 1/2). La réunion des divers diamètres du bassin donne une circonférence d'environ 13 pouces 1/2, et non pas le quart de la hauteur du sujet comme l'indique Levret, ou bien une étendue de 16 pouces comme l'avance M. Pitois.

Le *détroit inférieur*, appelé aussi *petit détroit*, *détroit périnéal*, est formé par la pointe et les bords du coccyx, le bord des ligaments sciatiques, de la tubérosité de l'ischion et de la branche ischio-pubienne. Il présente trois angles rentrants, l'arcade des pubis, les deux échancrures sciatiques; trois angles saillants, les deux tubérosités de l'ischion et le coccyx. Sa *forme* est celle d'un cœur de carte à jouer; mais elle peut devenir ovalaire par le renversement du coccyx.

Le détroit inférieur comme le détroit abdominal présente quatre diamètres à considérer. L'*antéro-postérieur* ou *coccy-pubien* s'étend de la pointe du coccyx au sommet de l'arcade des pubis. Il a 4 pouces d'étendue (11 centimètres); mais il peut acquérir par la rétropulsion du coccyx quatre, six, huit et même douze lignes de plus.

Les *deux obliques* partent du point de réunion de la branche descendante des pubis et ascendante de l'ischion pour se rendre au milieu du grand ligament sacro-sciatique. Ils ont 4 pouces (11 centimètres), et vu la flexibilité des ligaments sacro-sciatiques, ils peuvent acquérir quelques lignes de plus. Le diamètre *transverse* ou *bis-ischiatique*, allant de la partie postérieure et interne d'une tubérosité de l'ischion à celle du côté opposé, ne présente que 4 pouces (11 centimètres). Il a même paru à M. Velpeau présenter quelquefois un peu moins de 4 pouces, ce qui confirmerait le résultat obtenu par Aitken sur quatre bassins bien conformés qui en moyenne ont présenté 3 pouces 6|8 pour le diamètre transverse. Considérée dans son ensemble, la circonférence du détroit inférieur donne une étendue de 12 à 13 pouces.

Le plan du détroit périnéal est légèrement incliné en haut, de telle sorte que la ligne qui le représente se croiserait avec celle du détroit supérieur, au devant de la symphyse du pubis. Cependant on le rencontre quelquefois tout-à-fait horizontal et même au-dessous du niveau du coccyx. D'après Rœderer et M. Carus, l'inclinaison de ce plan est de 18°; elle n'est plus que de 30 d'après Bang si l'on fait abstraction du coccyx. M. Nœgèle croit pouvoir établir, d'après des recherches qui ont porté sur cinq cents femmes, que la pointe du coccyx est de 7 ou 8 lignes plus élevée que l'arcade du pubis et que le plan du détroit inférieur est plutôt incliné en bas qu'en haut. M. Velpeau pense que le plan définitif de ce détroit, que la tête traverse en sortant, est presque parallèle à l'axe du détroit supérieur au lieu de tendre à se porter en bas.

L'axe du détroit périnéal est représenté par une ligne droite tirée de l'intérieur du bassin et qui coupe à angle droit le milieu du diamètre coccy-pubien. L'extrémité supérieure de cette ligne s'élève le plus ordinairement jusqu'à l'angle sacro-vertébral; quelquefois elle se trouve en rapport avec l'axe du rachis, et elle peut même se rapprocher beaucoup plus encore de l'axe du détroit supérieur.

Nous passons sous silence les différences que présente le bassin suivant les sexes et suivant les âges. Nous renvoyons au **TRAITÉ D'ANATOMIE DESCRIPTIVE** pour ces détails, qui n'offrent qu'un intérêt tout-à-fait secondaire sous le point de vue qui nous occupe.

Modifications apportées par les parties molles dans la forme et les dispositions du bassin. — Les muscles psoas et iliaques qui garnissent les fosses latérales du grand bassin forment une espèce de coussinet sur lequel repose l'utérus lorsqu'il est distendu par le produit de la conception. Ils protégent aussi les vaisseaux et nerfs cruraux et en rendent la compression plus difficile au moment même de l'accouchement ; cependant leur présence ne suffit pas toujours pour éviter cette compression, par suite de laquelle on observe chez certaines femmes des crampes douloureuses soit pendant les derniers temps de la grossesse, soit pendant le travail. Les muscles psoas en se prolongeant le long du rachis servent encore de point d'appui à l'utérus, mais sans empêcher cependant l'aorte et la veine cave de subir une compression qui entrave plus ou moins la circulation dans les membres inférieurs. Les parois hypogastriques, par la puissance des muscles droits et des aponévroses qui séparent les différents plans musculaires, soutiennent fortement l'utérus en avant et rendent son inclinaison plus facile sur les côtés que juste au milieu.

Modifications apportées au détroit supérieur. — Le détroit supérieur est plus élevé que sur le bassin sec de toute l'épaisseur des muscles psoas. La direction de ces derniers, qui s'étendent des côtés de l'angle sacro-vertébral à la ligne ilio-pubienne, change aussi la forme de ce détroit. Ainsi au lieu d'être elliptique ou de représenter un ovale dont la grosse extrémité serait tournée en arrière, ce détroit est presque circulaire ou en forme de triangle à base antérieure.

L'angle sacro-vertébral, par suite de la présence des parties molles, devient aussi beaucoup moins saillant que sur le squelette. Les changements dans l'étendue du diamètre sont les suivant : le diamètre antéro-postérieur au lieu de 4 pouces n'a plus que 3 pouces 11 lignes ; les diamètres obliques au lieu de 4 pouces 1/2 n'ont plus que 4 pouces 4 ou 5 ligne ; mais de tous, c'est le diamètre transverse qui est le plus modifié : aussi de 5 pouces il se trouve réduit a 4 pouces seulement. Cependant il ne faut pas oublier que le rétrécissement formé par les muscles psoas diminue lorsqu'on fait fléchir fortement les cuisses à la femme pendant le travail de la parturition.

Modifications apportées à l'excavation pelvienne. — L'excavacation pelvienne se trouve aussi changée dans sa forme et ses dimensions par la présence des parties molles. Les quatre plans inclinés qui composent l'excavation pelvienne représentent quatre triangles tendant à se rapprocher par leur sommet. Le plexus et les vaisseaux sacrés ainsi que le muscle pyramidal se trouvent dans les triangles postérieurs ; 'es plans antérieurs sont revêtus par les muscles obturateurs internes et une partie du releveur de l'anus. Le fascia pelvia est exactement appliqué sur tous ces organes. Une couche de tissu cellulaire lâche, dans laquelle rampent les vaisseaux iliaques internes, le plexus et les artères hypogastriques, tapisse le tout et se trouve séparée des viscères par le péritoine. L'excavation pelvienne ainsi garnie de ses parties molles conserve tout au plus 4 pouces 1p2 dans ses diamètres.

Modifications apportées au détroit inférieur. — Le détroit inférieur conserve à peu près son étendue. Le diamètre bis-ischiatique conserve ses 4 pouces. L'antéro-postérieur perd à peine 1 ou 2 lignes par l'apposition de quelques parties molles sous l'arcade pubienne. Il en est de même des diamètres obliques. Mais ce qui le modifie surtout c'est le *plancher du bassin,* sorte de cloison qui ferme le détroit inférieur et qui semble être l'antagoniste du diaphragme ou plutôt des muscles abdominaux pendant les efforts de l'inspiration, de la défécation, de l'émission de l'urine et de l'accouchement.

L'étude du plancher du bassin est, de la plus haute importance en tocologie : c'est presque toujours sur lui que s'exécutent les divers mouvements du fœtus. Son plus ou moins de faiblesse et d'extensibilité retarde ou accélère la sortie de l'enfant.

Ce plancher, fendu en travers à la partie la plus postérieure du détroit périnéal, est composé de deux plans charnus. L'un supérieur, concave en haut, est formé par les muscles releveurs de l'anus et ischio-eoccygiens ; l'autre inférieur, concave en bas, est constitué par les muscles sphincter de l'anus, transverse du périnée, ischio-caverneux et constricteur de l'orifice vulvaire et du vagin. On y rencontre aussi les vaisseaux et nerfs hémorrhoïdaux inférieurs et honteux internes, de la graisse et du tissu cellulaire plus ou moins abondants. Ce plancher, comme percé sur la ligne médiane par le vagin et la fin du rectum, se trouve encore renforcé par une aponévrose qui semble naître du grand ligament sciatique et de la lèvre interne de l'arcade pubienne et qui est d'autant plus marquée qu'on l'examine plus près de ses points d'origine. M. Velpeau pense avec Camper et Désormeaux que la disposition de ces lames fibreuses peut influer sur la promptitude ou la lenteur de l'accouchement chez les femmes primipares en particulier.

VICES DE CONFORMATION DU BASSIN.

Si la connaissance exacte du bassin à l'état normal est nécessaire à l'accoucheur, celle de ses vices de conformation ne lui est pas moins indispensable. Aussi allons-nous en traiter avec quelques détails.

Le bassin est vicié toutes les fois qu'il s'éloigne assez de ses dimensions ou de sa forme naturelle pour rendre la parturition dangereuse, difficile ou impossible.

Les dimensions que nous avons assignées aux diamètres du bassin, la direction de ses axes, sa forme, sont loin d'être exactement les mêmes sur toute les femmes ; aussi quelques lignes de plus ou de moins dans la longueur des diamètres, une légère différence dans l'inclinaison des axes, une déformation légère ne constituent pas à proprement parler un vice de conformation, puisque rien, pendant la grossesse ou pendant l'accouchement, ne peut en faire soupçonner l'existence.

Tous les vices du bassin peuvent se rapporter à l'excès d'amplitude, à l'étroitesse de cette cavité et à la mauvaise direction de ses axes.

1° *Vices de conformation par excès d'amplitude.* — La très-grande largeur du bassin est loin d'être, comme on pourrait le croire, une circonstance avantageuse pour la grossesse ou l'accouchement.

Pendant la gestation, l'utérus, moins exactement maintenu en place, peut plus facilement s'abaisser ou se renverser, soit en arrière, soit en avant, tant que par ses dimensions il ne dépasse pas celles du détroit abdominal.

L'utérus, par suite de l'excès de largeur du bassin, reste au-dessous du détroit supérieur plus longtemps que dans les cas de conformation régulière et souvent même lorsqu'il a déjà acquis un développement assez considérable. Cet abaissement produit quelques accidents, tels que la difficulté plus ou moins grande des excrétions et une gêne de la circulation qui détermine souvent l'infiltration des extrémités inférieures.

Si le détroit supérieur est proportionnellement aussi étendu que l'excavation, l'utérus, par suite de son développement, s'élève peu à peu au-dessus de lui, et les accidents cessent. Mais si le détroit abdominal ne participe pas à l'excès d'amplitude du reste du bassin, l'utérus peut être retenu plus longtemps dans l'excavation : alors on voit se développer un sentiment très-douloureux de ténesme vers le rectum et la vessie, des tiraillements très-pénibles vers les aines, les lombes et l'ombilic ; la marche devient difficile, souvent même impossible par la douleur qu'elle détermine ; un écoulement plus ou moins abondant a lieu par la vulve; enfin tous les accidents d'une inflammation utérine se développent, et la mort arriverait si l'avortement ne survenait pas ou si l'art ne venait au secours de la malade.

Des accidents à peu près analogues peuvent accompagner les divers déplacements de l'utérus auxquels donne lieu l'excès d'amplitude du bassin. L'antéversion, la rétroversion, l'antéflexion, la rétroflexion, sont les déplacements qui s'observent le plus fréquemment dans ces circonstances.

Lors de l'accouchement, le vice de conformation qui nous occupe favorise la descente de la matrice , la prompte terminaison du travail et expose ainsi la femme à tous les accidents qui accompagnent les accouchements précipités, tels que l'inertie, le renversement de l'utérus et l'hémorrhagie. C'est dans ces circonstances aussi que la tête, encore enveloppée de la matrice, s'engage dans l'excavation dès le commencement du neuvième mois, de manière à pousser l'utérus hors de la vulve au moment de l'accouchement, ainsi que Levret dit l'avoir observé plusieurs fois.

L'excès d'amplitude du bassin est un vice de conformation assez commun. Il peut porter sur les deux détroits et sur tous les diamètres en même temps. Burns parle d'un bassin dans lequel le diamètre sacropubien avait quatre pouces trois quarts, le diamètre transverse cinq pouces cinq huitièmes et le diamètre oblique cinq pouces et demi. Dans un autre dont parle G. de La Tourette, le diamètre sacro-pubien avait cinq pouces et demi, le bis-iliaque six pouces et demi, les deux diamètres du détroit inférieur chacun cinq pouces et demi.

2° *Vices de conformation du bassin par défaut d'amplitude.* — Les vices de conformation du bassin par défaut d'amplitude se présentent dans deux circonstances particulières, ou bien le bassin présente une diminution dans tous ses diamètres avec conservation de sa forme, et c'est ce qui constitue l'*étroitesse absolue*, ou bien le bassin est plus ou moins déformé et l'étroitesse porte principalement sur certains détroits, dans ce cas c'est l'*étroitesse relative*.

Étroitesse absolue. — L'observation a fait voir que chez un certain nombre de femmes, le bassin conserve après la puberté les caractères qui s'observent chez l'enfant. Il se rapproche alors plus ou moins de celui de l'homme, et sa capacité absolue reste au-dessous de ce qu'elle doit être chez la femme bien conformée. Mais, du reste, les os qui le composent ne présentent aucune différence avec l'état sain, ni dans leur texture, ni dans leur forme, ni dans leur couleur. L'étroitesse absolue est plus commune qu'on ne le pense, suivant Nœgèle, et on l'observe surtout chez les femmes dont la taille est élancée. Du reste, il est rare que cette difformité soit portée au point de nécessiter une opération grave. Cependant M. Faurichon-Lavalade rapporte, dans sa thèse, qu'une femme qui présentait cette étroitesse relative mourut à la Maternité de Marseille sans être délivrée. Chez elle, le diamètre sacro-pubien avait deux pouces trois quarts, le transverse quatre pouces et demi, les obliques quatre pouces au détroit supérieur; au détroit inférieur le diamètre coccy-pubien présentait deux pouces et demi, l'ischiatique deux pouces trois quarts et les obliques trois pouces seulement. M. Nœgèle conserve dans sa collection quatre bassins qui présentent le vice de conformation qui nous occupe. Trois de ces bassins appartenaient à des femmes de taille moyenne et le quatrième à une naine bien conformée, haute de 1 mètre 16 centimètres. Du reste chez toutes ces femmes il a fallu pratiquer l'opération césarienne ou l'embryotomie.

Étroitesse relative. — L'étroitesse relative ou partielle du bassin est celle qui entraîne les plus véritables dangers. M. Paul Dubois rattache à trois types tous les bassins viciés de cette manière : 1° aplatissement d'avant en arrière; 2° enfoncement des parties latérales ou antérieures; 3° compression d'un côté à l'autre. Toutes ces déformations portent soit sur les diamètres du détroit supérieur ou du détroit inférieur, soit sur l'excavation pelvienne. Nous allons avec M. Velpeau examiner successivement leur influence sur ces différents points du bassin.

Détroit abdominal. — D'après les recherches de M. Velpeau, l'étroitesse affecte bien plus souvent les diamètres obliques que les autres et plus souvent l'un des deux que tous les deux à la fois. Le resserrement du diamètre transversal est, suivant le même auteur, le plus rare de tous.

Le rétrécissement du diamètre antéro-postérieur peut dépendre d'une saillie trop grande de l'angle sacro-vertébral; alors le détroit est *cordiforme* ou *réniforme*. Si en même temps la symphyse des pubis est repoussée en arrière, le détroit supérieur représente un huit de chiffre couché en travers.

Quand la déformation porte sur les deux diamètres obliques, le corps des pubis repoussé vers le promontoire peut, s'il n'y a pas en même temps déplacement de la symphyse, donner au détroit la forme d'un triangle, d'un trapèze ou d'une feuille de trèfle. Les bassins qui ont été nommés *trilobés* ou *trifoliés* peuvent présenter leurs trois segments égaux, ou bien l'un des trois l'emporte en dimension sur les deux autres.

D'autres fois, par suite d'une sorte d'enfoncement des deux cavités cotyloïdes, qui tendent à se rapprocher, les pubis sont comme coudés à angle droit au niveau des éminences ilio-pectinées et font une saillie d'un ou deux pouces en avant, ne laissant entre eux qu'un espace de quelques lignes.

Lorsqu'il n'y a qu'un des deux diamètres obliques de vicié, il arrive ordinairement que le côté opposé présente un excès d'amplitude, ainsi que Smellie et Stein l'ont observé. On conçoit alors facilement que si la tête se présente du côté où l'excès d'amplitude existe, l'accouchement pourra se terminer spontanément malgré la déformation, et qu'au contraire il nécessitera l'intervention de l'art si la tête s'engage du côté rétréci. On peut aussi tirer d'une telle disposition cette conséquence pratique que pour rendre l'accouchement facile chez une femme ainsi conformée, il suffit, quand la tête se présente du côté rétréci, d'opérer la version et d'amener les pieds du côté le plus large du bassin afin d'y engager l'occiput. M. Velpeau rapporte une observation de ce genre dans laquelle la version ramena ainsi la tête du côté où son engagement était possible, tandis qu'une autre fois, chez la même femme, la version n'ayant pas pu être pratiquée et la tête étant restée en rapport avec le côté rétréci du bassin, on fut obligé d'avoir recours à la céphalotomie. On comprendra également pourquoi avec un vice de conformation semblable, la même femme pourra présenter un accouchement tout-à-fait simple et une autre fois n'être délivrée que par la symphyséotomie ou l'opération césarienne.

La diminution du diamètre transversal du détroit supérieur gêne rarement la sortie de l'enfant : presque toujours il reste plus de quatre pouces entre les fosses iliaques; seulement, dans ces cas, le détroit abdominal prend la forme d'un ovale ou d'un cœur très-allongé.

Toutes ces déformations du bassin peuvent se présenter isolément et à des degrés variables ou bien se combiner de diverses manières. Ch. Bell parle d'une femme affectée d'ostéo-malaxie et dont le bassin avait trois lignes au diamètre antéro-postérieur et un demi-pouce au diamètre transverse. Baudelocque parle d'un bassin qui n'avait que neuf lignes entre le sacrum et le pubis, et Deventer en vit un à Londres dont le diamètre sacro-pubien n'avait pas un travers de doigt d'étendue.

Détroit périnéal. — « Le détroit inférieur, dit M. Velpeau, est peut-être plus souvent agrandi que rétréci. Quand la base du sacrum s'incline vers le pubis ou que le bord supérieur de la symphyse se rapproche du sacrum, le coccyx et le sommet de l'arcade pubienne s'éloignent plus ou moins l'un de l'autre entraînés par une sorte de mouvement de bascule. On peut donc établir en thèse générale que le détroit inférieur s'agrandit quand le supérieur se rétrécit. Cependant cette règle n'est pas sans exception, car les deux détroits peuvent être simultanément rétrécis et dans le sens des mêmes diamètres. »

Le vice le plus commun et le plus dangereux du détroit inférieur est celui que l'on désigne sous le nom de *barrure.* Il est ordinairement déterminé par le rapprochement des tubérosités ischiatiques et par la forme triangulaire de l'arcade pubienne, coïncidant presque toujours avec l'allongement de la symphyse. Comme c'est à travers l'arcade pubienne que la tête doit passer, la barrure apporte de grands obstacles à l'accouchement. Dans ce cas, la rétroversion du coccyx ne facilite en rien le passage de la tête, et si après de nombreux efforts l'enfant est expulsé, c'est quelquefois en déchirant largement le périnée.

Le coccyx présente quelquefois une incurvation telle qu'il devient presque horizontal, et alors le diamètre coccy-pubien est plus ou moins rétréci.

Enfin souvent un seul des ischions s'incline avec sa branche vers le centre du bassin, tandis que l'autre et le coccyx ne changent pas de position.

On peut voir par ce qui précède qu'au détroit inférieur, les variétés de forme sont bien moins nombreuses qu'au détroit supérieur.

Excavation pelvienne. — Presque toujours les vices de l'excavation s'observent en même temps que ceux d'un seul ou des deux détroits. Une incurvation trop grande ou insuffisante du sacrum, le développement de quelque saillie osseuse sont les causes les plus fréquentes de ces déformations.

Le sacrum présente-t-il une trop grande courbure, il est comme plié sur sa face antérieure, les diamètres sacro-pubien et coccy-pubien sont plus ou moins rétrécis, tandis que le diamètre antéro-postérieur de l'excavation est augmenté. Quelquefois le sacrum, quoique ainsi fortement recourbé, n'en est pas moins très-écarté des pubis, soit par sa base, soit par sa pointe.

Lorsque l'incurvation du sacrum n'est pas assez prononcée, la face antérieure de cet os présente une surface plane et même quelquefois un peu convexe; alors la cavité pelvienne, au lieu de se dilater entre les détroits, va en se rétrécissant ou en s'élargissant d'une manière régulière de l'angle sacro-vertébral jusqu'à la pointe du coccyx, suivant que la base de l'os s'est inclinée en avant ou en arrière.

Si la trop grande concavité du sacrum coïncide avec un rétrécissement des deux détroits, la tête peut, par suite de grands efforts, s'engager dans l'excavation pelvienne; mais alors elle s'y enclave, et dans ce cas on a vu l'opération césarienne elle-même être insuffisante pour terminer l'accouchement.

La symphyse des pubis présente quelquefois à sa partie postérieure une sorte de crète qui fait saillie dans l'intérieur du bassin, soit de quelques lignes, comme l'a observé deux fois M. Velpeau, soit de huit lignes, comme l'a constaté M. J. Cloquet.

Quelquefois l'une des cavités cotyloïdes est comme enfoncée et fait saillie dans l'intérieur du petit bassin; quelquefois aussi les épines sciatiques sont fortement déjetées en dedans; enfin des exostoses plus ou moins volumineuses, prenant naissance sur différents points des parois de la cavité pelvienne, présentant de nombreuses variétés de forme et de volume, peuvent, en défigurant plus ou moins l'excavation, devenir la cause des complications et des accidents les plus redoutables.

3° *Vices dans la direction des axes du bassin.* — On conçoit facilement que les différents vices de conformation que nous avons signalés doivent changer plus ou moins la direction des axes du bassin. Quand l'angle sacro-vertébral se déjette vers la symphyse du pubis, l'axe du détroit supérieur s'incline en avant et se rapproche de la ligne horizontale.

Quand les pubis se relèvent et que l'angle sacro-vertébral s'émousse, l'axe du détroit supérieur se rapproche de la verticale et devient quelquefois parallèle avec l'axe du tronc : « Si dans ce cas, dit M. Velpeau, la paroi postérieure de l'excavation manque de courbure, les deux axes pelviens pourront devenir parallèles, quoique le plan du détroit inférieur soit fortement incliné en devant. Cette conformation, qui favorise surtout la déchirure du périnée , fait naître pendant le travail des difficultés dont on n'a pas assez parlé dans les livres classiques. » Du reste M. Lobstein avait déjà essayé en 1817 d'attirer l'attention sur cette particularité (1).

Causes des vices de conformation du bassin. —Le rachitisme et l'ostéomalaxie ont été pendant longtemps considérés comme les seules causes des vices de conformation du bassin; mais les recherches de MM. Paul Dubois, Bouvier, Guérin, Sédillot ont démontré que dans certains cas où il n'y a pas de rachitisme, des causes mécaniques ont pu déterminer des déformations du bassin. M. Nœgèle signale aussi des causes dont la nature paraît inconnue jusqu'ici. Enfin plusieurs maladies locales du bassin ou des organes qui sont en rapport immédiat avec lui peuvent donner lieu à certaines déformations.

Rachitisme. —Les os du bassin ramollis par cette affection ne peuvent plus supporter le poids du corps. Pressés entre ce poids, qui agit sur le sacrum et successivement sur les os coxaux, et les résistances offertes par les plans sur lesquels reposent les tubérosités de l'ischion ou par les têtes du fémur pendant la marche, ils obéissent à ces deux forces opposées, se courbent et se contournent en divers sens. Les attitudes diverses que l'habitude engage à garder le plus constamment expliquent les variétés de déformation que présente le bassin. Du reste le rachitisme s'observe surtout pendant l'enfance, et les déformations du bassin qui se sont manifestées à cette époque de la vie peuvent être rapportées presque exclusivement à cette maladie.

Ostéomalaxie. —Après la première enfance, les difformités du bassin sont presque toujours le résultat d'un ramollissement particulier des os que l'on a décrit sous le nom d'*ostéomalaxie.* Comme le rachitisme survient pendant l'enfance, il s'accompagne presque toujours d'un arrêt plus ou moins complet de développement; dans l'ostéomalaxie au contraire, qui ne se montre que chez l'adulte, quoique le degré de ramollissement soit plus considérable que dans le rachitisme, les os ont acquis leur entier développement, et les altérations portent moins sur les dimensions générales du bassin que sur sa forme. Du reste dans ce cas comme dans celui du rachitisme , les attitudes diverses, l'action musculaire, la pression que subissent les os du bassin expliquent aussi les variétés de déformation qui peuvent se manifester.

---

(1) *Bulletin de la Faculté*, t. V, p. 517.

Causes mécaniques.— « Les jeunes personnes, dit M. Velpeau, qui dans
» le but d'augmenter la proéminence des hanches et la profondeur du si-
» nus lombaire se tiennent le bassin et la tête fortement en arrière, en
» même temps qu'elles portent l'abdomen et la poitrine en avant, ne sa-
» vent pas que pour obtenir quelque agrément dans la tournure, elles
» courent le risque de ne pouvoir jamais devenir mère sans s'exposer aux
» plus grands dangers. » Dans ce cas, en effet, l'angle sacro-vertébral
poussé vers la symphyse du pubis peut déterminer une diminution dans
l'étendue du diamètre antéro-postérieur.

L'amputation de la cuisse chez une femme adulte, et chez une jeune
fille surtout, est aussi capable de vicier le bassin. Le membre artificiel ne
pouvant prendre son point d'appui que sur l'ischion, la cavité cotyloïde
du côté sain continue seule d'être comprimée par le poids du corps ; dès
lors le diamètre oblique pourra être plus ou moins altéré dans son étendue, ainsi que l'ont prouvé les observations d'Herbiniaux et de Mme Lachapelle.

Le raccourcissement d'un des membres inférieurs, soit par suite d'une
luxation ou d'une fracture, peut aussi produire une déformation du bassin par l'inégalité de pression qui s'exerce sur les cavités cotyloïdes.

Les fractures des os du bassin, leur carie, la syphilis, en donnant
lieu à des exostoses, peuvent aussi, par les difformités du bassin qu'elles
déterminent, faire naître des obstacles à l'accouchement. On a vu dans
des maladies de l'articulation coxo-fémorale la tête du fémur faire proéminer le fond de la cavité cotyloïde dans le bassin et même le percer.
Mme Lachapelle cite une femme affectée de luxation spontanée du fémur
et chez laquelle la fausse cavité articulaire était assez saillante dans l'excavation pour nuire à l'accouchement ; enfin Désormeaux (1) parle d'un
cas de luxation non réduite du fémur dans laquelle la tête de cet os, faisant saillie à travers le trou sous-pubien, a été un obstacle au passage de
la tête.

Diagnostic des vices de conformation du bassin. — La gravité des accidents qui accompagnent les vices de conformation du bassin, les craintes
sérieuses qu'ils inspirent font que l'accoucheur est souvent appelé à en
constater l'existence et les différents degrés. Tantôt c'est pour une jeune
fille dont la bonne conformation inspire quelques doutes ; tantôt c'est
pour une jeune femme enceinte pour la première fois et chez laquelle
on redoute le moment de la délivrance.

Pour ariver à la connaissance de ces lésions, l'accoucheur doit porter
son attention sur les commémoratifs et sur l'examen du bassin tant à
l'extérieur qu'à l'intérieur.

Commémoratifs. —Lorsqu'on est appelé près d'une femme pour reconnaître l'état de son bassin, on doit commencer par interroger les pa-
rents ou les personnes qui l'entourent sur la manière dont s'est passé son

---

(1) *Dictionnaire de médecine*, t. V, p. 60.

enfance : « L'histoire de ces premières années peut à elle seule, dit M. P. Dubois, faire soupçonner l'état du bassin. Si la petite fille a été tardive, si ses premiers pas ont été difficiles, si après avoir marché elle est restée longtemps faible et chancelante, si les articulations ont été volumineuses et comme tuméfiées, il y existe déjà de grandes présomptions pour que le bassin soit vicié ; sa mâchoire inférieure est-elle proéminente, les dents ont-elles une teinte bleuâtre avec des stries transversales, le rachis présente-t-il quelques traces de courbures, les genoux sont-ils volumineux et déjetés en dedans, les membres inférieurs plus ou moins déformés, on devra alors être presque certain que le bassin n'est pas régulièrement conformé. »

Si la courbure des membres inférieurs a précédé celle de la colonne vertébrale, on peut être certain que le rachitisme a été la cause de la déformation, car son influence se porte d'abord sur les tibias pour s'étendre ensuite aux fémurs, au bassin et à la colonne vertébrale. Si au contraire les dix premières années se sont passées sans aucun accident et si l'incurvation de la colonne vertébrale a précédé celle des membres inférieurs, l'altération des formes ne pourra être attribuée qu'à l'ostéomalaxie.

Examen externe du bassin.—L'attention de l'accoucheur, déjà éveillée par les données commémoratives, doit se porter d'abord sur l'examen extérieur du bassin : « Si la marche est facile, dit M. Velpeau, si les han-
» ches sont de niveau, plus larges que la base du thorax et bien arron-
» dies, si les grands trochanters présentent un écartement convenable, s'il
» n'y a point d'ensellure, si le sacrum n'est ni trop ni trop peu convexe,
» si la symphyse des pubis ne présente ni une saillie, ni une dépression,
» ni une longueur anormale, l'accoucheur aura quelques droits d'annon-
» cer que le bassin est bien conformé. » En plaçant les doigts entre les grandes lèvres et la racine des cuisses, on pourra reconnaître en outre si l'arcade pubienne est rétrécie, si elle forme un arc de cercle suffisamment large et si les ischions ne sont pas trop rapprochés. Si tous les caractères d'une bonne conformation se trouvent réunis, l'examen peut s'arrêter là ; mais s'il en manque quelques-uns, il faut chercher à déterminer le genre de difformité qui existe. L'*ensellure* coïncidant avec une saillie très-prononcée des pubis indique un détroit supérieur triangulaire ou trilobé ; si elle existe au contraire avec une dépression de la symphyse, le détroit supérieur est bilobé ou en huit de chiffre renversé. L'inégalité des hanches, leur trop grande élévation, la dépression des fosses iliaques externes annoncent un vice du diamètre bis-iliaque.

On conçoit facilement que cet examen fait à l'aide du palper seul ne peut que fournir des données très-approximatives ; aussi a-t-on cherché avec le secours de certains instruments à déterminer d'une manière beaucoup plus précise l'espèce et le degré de vice de conformation du bassin. Ces instruments sont connus en tocologie sous le nom de *pelvimètres* ou de *mécomètres*.

Deux instruments de ce genre ont été proposés pour l'examen externe : l'un est le compas d'épaisseur de Baudelocque, l'autre le mécomètre de Chaussier, qui n'est pas généralement employé.

Le compas d'épaisseur entre des mains habiles peut fournir des données précieuses sur les principales dimensions du bassin. Veut-on mesurer le diamètre sacro-pubien, on applique une des olives de l'instrument sur la symphyse des pubis et l'autre sur le premier tubercule épineux du sacrum. Dans un bassin bien conformé, le curseur devra marquer 7 pouces, afin qu'en défalquant 2 pouces 1/2 pour le sacrum et 6 lignes pour les pubis, il reste encore 4 pouces. Si l'on veut mesurer le diamètre oblique, on fixe l'une des olives sur le grand trochanter et l'autre sur la partie saillante de l'articulation sacro-iliaque du côté opposé. Le curseur, dans le cas de bonne conformation, devra marquer 9 pouces, car il faut en soustraire 3 pouces moins 1/4 pour le trochanter, le col du fémur et la cavité cotyloïde, et 1 pouce 3/4 pour la symphyse sacro-iliaque.

Quant au diamètre bis-iliaque, il est inutile d'avoir recours au pelvimètre pour le mesurer. Comme les crêtes iliaques peuvent présenter des variations très-grandes dans leur élévation ou leur abaissement, sans que les détroits aient subi de changement, on s'exposerait à de très-graves erreurs, ainsi que le fait observer M. Velpeau, en prenant la moitié de leur écartement pour mesure du diamètre bis-iliaque. L'exploration à l'aide des mains seules suffit pour faire apprécier l'étendue approximative de ce diamètre.

Il en est de même pour la mensuration du *détroit inférieur* : les doigts seuls suffisent pour en apprécier les divers diamètres. Dans ce cas, la femme peut être assise sur le bord d'un siége, comme le veulent certains auteurs, ou bien elle peut être debout. Pour mesurer le *diamètre coccy-pubien,* on place la pulpe de l'indicateur sur le sommet du coccyx et le sommet du pouce sur le ligament sous-pubien ; les deux doigts, maintenus d'une manière fixe, sont portés ensuite sur une règle graduée afin que l'on puisse juger le degré de leur écartement. On conseille aussi, pendant que la pulpe de l'indicateur est appliquée sur le sommet du coccyx, d'en relever le bord radial contre le sommet de l'arcade des pubis ; mais, comme l'observe M. Velpeau, pour mettre en contact le bord du doigt avec l'arcade pubienne, on est obligé d'exercer sur les parties externes de la génération une pression assez forte et qui peut être très-douloureuse si la sensibilité de ces parties est exaltée.

Le diamètre *bis-ischiatique* se mesure en plaçant l'index sur une tubérosité de l'ischion et le pouce sur celle du côté opposé, ce qu'on ne peut obtenir qu'en pressant assez fortement et d'une manière graduée pour écarter le tissu adipeux, si abondant dans cette région.

Examen interne. — La mensuration externe du bassin ne donne pas des résultats assez positifs pour que dans certains cas il ne soit pas indispensable d'avoir recours à sa mensuration intérieure.

On a proposé dans ce but plusieurs instruments plus ou moins ingénieux. Stein (1), Coutouly (2), Crève, Aitken, Traisnel (3) , Bang (4) ont inventé des pelvimètres destinés à cet usage; mais outre qu'ils ne fournissent pas toujours des données bien positives, leur introduction dans les organes de la génération est souvent très-douloureuse. L'intro-pelvimètre de Mme Boivin (5) , outre ces inconvénients, n'est pas d'une application possible dans la pratique civile à cause de l'introduction de la plus grande tige dans le rectum. La simplicité des deux instruments inventés l'un par Wellenberg et l'autre par M. Van Huevel, leur facile introduction dans le conduit vaginal les placent peut-être au-dessus des autres pelvimètres.

Les bornes de cet ouvrage nous interdisent la description de ces divers instruments, et nous renvoyons, pour les premiers, aux diverses indications que nous avons données. Quant à celui de Wellenbergh, il se trouve décrit dans un petit ouvrage publié en 1831 à La Haye. Pour celui de M. Van Huevel, on peut consulter le traité d'accouchement de M. Chailly (6), dans lequel on trouvera une figure de l'instrument, ce qui permet d'en saisir beaucoup mieux la description et la manière de l'appliquer.

Malgré la supériorité de ces deux derniers instruments, ceux mêmes qui en préconisent l'usage avouent que le doigt leur est encore préférable. C'est en effet au moyen des doigts ou de la main que la mensuration interne peut-être pratiquée d'une manière exacte.

Pour mesurer le diamètre antéro-postérieur, le doigt, préalablement enduit d'un corps gras, sera introduit avec précaution dans les parties génitales dans la direction du diamètre du détroit inférieur ; son extrémité sera ensuite dirigée vers l'angle sacro-vertébral ; alors on relèvera son bord radial de manière à l'appliquer sous la symphyse du pubis, puis on marquera avec l'ongle d'un doigt de l'autre main le point de rencontre de la symphyse et du doigt explorateur. Le doigt sera ensuite retiré et la mesure reportée sur un mètre; on défalquera ensuite 1 centimètre (5 lignes) de la mesure obtenue, afin de tenir compte de l'obliquité qu'affecte le doigt depuis l'angle sacro-vertébral jusqu'au-dessous du pubis. Nous supposons qu'on a pu avec le doigt atteindre l'angle sacro-vertébral, que par conséquent le bassin est vicié, et que l'on veut connaître exactement son degré de resserrement. Si au contraire le doigt n'atteint pas l'angle sacro-vertébral, c'est que le diamètre a ses dimensions normales, où s'il est rétréci, ce rétrécissement est si peu marqué que l'accouchement ne s'en effectuera pas moins.

(1) *Art d'accoucher*, t. II, p. 9, fig. 3.
(2) *Mém. sur divers sujets;* 1807, p. 113, pl. 5.
(3) Lauverjat, *Examen d'une brochure sur la symph.;* 1774, p. 51.
(4) *Bulletin de Ferrussac*, t. I, p. 243.
(5) *Mémoire sur les causes de l'avortement*, p. 177.
(6) *Traité pratique de l'art des accouchements*, 2e édit., p. 210.

Le doigt a ce grand avantage sur les autres pelvimètres, qu'il est, ainsi que le dit M. Velpeau, un instrument *sentant* qui n'abandonne point la partie la plus saillante du sacrum sans que l'accoucheur ne s'en aperçoive. Cependant il ne faut pas perdre de vue deux circonstances qui pourraient induire en erreur. La symphyse du pubis peut avoir basculé en arrière ou bien en avant, ainsi que nous l'avons signalé dans la description des vices du bassin. Dans le premier cas la mensuration pourra faire croire à une étendue très-grande du diamètre antéro-postérieur du détroit abdominal, quoique réellement il soit très-petit ; dans le second cas on pourra commettre l'erreur contraire : alors l'application du compas de proportion à l'extérieur viendrait rectifier l'inexactitude de la mensuration intérieure.

On a conseillé d'employer la main pour faire cette exploration ; mais ce n'est qu'au moment du travail que son introduction deviendra possible. M. Velpeau conseille, la main étant introduite dans le vagin, d'écarter le pouce et l'indicateur de manière à les fixer l'un sur l'angle sacro-vertébral, l'autre derrière les pubis. On retire la main ainsi disposée, et à l'aide du pied-de-roi on détermine à une ligne ou deux près les dimensions du diamètre sacro-pubien. Au lieu du pouce et de l'indicateur, M. Velpeau s'est quelquefois servi avec avantage de l'indicateur et du médius. Après les avoir écartés autant que possible et placés aux deux extrémités du diamètre qu'on veut mesurer, on applique entre leurs racines deux doigts de l'autre main pour conserver leurs rapports pendant qu'on les retire des parties de la femme. Toutes les fois que la main pourra pénétrer dans le vagin, on devra l'y introduire s'il importe de s'assurer exactement de l'état des détroits : c'est une manœuvre que Flamant avait rendue familière à l'école de Strasbourg et sur laquelle Guillemot insiste beaucoup.

Avec le doigt ou la main on peut reconnaître toutes les espèces de vices du bassin quels que soient leur siége, leur degré, leur nature. La rectitude ou la trop grande courbure du sacrum, les tumeurs de toute espèce, l'étendue des divers diamètres, tout pourra être reconnu par ce mode d'exploration.

§ II. — ORGANES DE LA GÉNÉRATION.

Chez la femme comme chez l'homme, les organes de la reproduction sont en partie renfermés dans le bassin et se voient en partie à l'extérieur de cette cavité.

Sous le nom d'organes génitaux externes on comprend généralement le mont de Vénus, la vulve et le périnée.

Les parties internes de la génération se composent de la matrice, du vagin, des trompes, des ovaires et d'annexes ligamenteux.

Ces divers organes devant être décrits avec détail dans le **TRAITÉ D'ANATOMIE**, nous y renvoyons le lecteur. Ainsi que nous l'avons fait pour la description des os du bassin, nous nous bornerons seulement à traiter des anomalies diverses que peuvent présenter les organes de la génération chez la femme, car leur connaissance peut être utile à l'accoucheur, et nous les verrons figurer plus tard comme causes de dystocie.

Anomalies des organes de la génération. — Les anomalies de l'appareil sexuel dépendent toutes d'un arrêt ou d'une aberration de développement, ou bien d'une maladie antérieure ou postérieure à la naissance.

Anomalies de l'utérus. — L'utérus peut manquer complétement, et M. Renauldin a cité un cas très-remarquable d'absence complète de cet organe. Le col seul existait dans ce cas à l'état rudimentaire. Plusieurs autres faits de ce genre avaient déjà été rapportés par Held, Thedel, Lieutaud, Caillot, Breschet ; mais dans ces cas, où l'examen n'avait été pratiqué que pendant la vie, le fait est sujet à contestation. Il n'en est pas de même pour le cas rapporté par Meyer et dans lequel la femme qui succomba put être examinée après la mort. Il en est de même des deux observations rapportées par M. Rault et par Dance , et M. Velpeau dit avoir vu l'utérus réduit à un simple cordon celluleux chez une jeune fille de dix-neuf ans.

Utérus double. — Quelquefois la matrice est très-allongée, comme chez certains animaux. Plus fréquemment elle est divisée en deux portions, en totalité ou en partie, à l'intérieur ou à l'extérieur seulement et quelquefois simultanément en dedans et en dehors. Quelquefois c'est une sorte de sac surajouté à l'organe et qui tantôt s'ouvre dans sa cavité, tantôt ne communique pas avec elle. Le plus ordinairement la division a lieu sur la ligne médiane, soit à l'extérieur et sur le fond, soit sur la face postérieure, soit enfin en même temps sur le fond et sur les deux faces : alors la matrice, véritablement bicorne, se rapproche beaucoup de celle des quadrupèdes. La division peut ne comprendre que la partie supérieure de l'organe, ou bien elle peut occuper tout l'organe jusqu'à sa partie inférieure. Quelquefois les deux cornes se réunissent à angle aigu et s'adossent par leur face correspondante ; d'autres fois elles sont placées transversalement et ne se réunissent qu'à la partie supérieure du vagin pour former le col.

La cloison intérieure présente aussi de nombreuses variétés. Elle peut consister en un simple éperon qui divise le fond de la cavité en deux sinus ; en une double crête médiane due à l'hypertrophie de la colonne verticale naturelle des cavités du corps et du col, ainsi que l'a démontré Dupuytren sur une pièce déposée au musée de la Faculté. La cloison peut s'arrêter à la partie supérieure du col utérin ou descendre jusque dans le vagin ; elle peut diviser l'utérus en deux cavités parfaitement distinctes ou présenter une ouverture qui laisse communiquer les deux cavités entre elles ; enfin le col lui-même peut être simple ou double, ainsi que les auteurs en ont rapporté plusieurs exemples.

Dans la plupart des cas les orifices utérins s'ouvrent dans le vagin, qui lui-même est simple ou double. Dans des cas plus rares, on a vu l'un des cols s'ouvrir dans le vagin et l'autre dans le rectum, comme l'ont observé Saviard et Duverney chez une femme qu'ils disséquèrent, et comme on le retrouve aussi dans le fait de Valisnieri.

Que le col de l'utérus soit double ou simple, qu'il appartienne à un utérus simple ou bicorne, il n'est pas très-rare de le voir s'ouvrir dans le rectum, la vessie, l'urèthre ou même à l'hypogastre au-dessus de la symphyse des pubis.

M. Velpeau a très-bien résumé la question des utérus doubles en faisant observer qu'il suffit de bien s'entendre sur cette dénomination de *matrice double*. Il n'y a pas en effet d'exemple de deux matrices existant simultanément et ayant chacune deux trompes et deux ovaires. Toute controverse cessera dès que sous le nom d'*utérus double* on conviendra de désigner ces matrices divisées en deux parties égales ou inégales, ayant chacune leur trompe, leur ovaire, leur cavité et leurs cols séparés. Les faits de ce genre sont trop nombreux, ils ont été trop bien observés pour que l'on puisse élever aucune contestation à leur sujet.

Oblitérations de l'utérus. — Les auteurs ont cité un grand nombre de cas d'oblitération de la matrice, soit partielle, soit complète. Les uns semblaient tenir à un vice primitif de développement, les autres à une maladie de l'organe. Quoique l'on ne puisse pas les considérer tous comme parfaitement concluants, il en existe un assez grand nombre qui ne peuvent pas être révoqués en doute. M. Velpeau dit en avoir observé plusieurs qui lui ont été montrés sur des vieilles femmes par M. Deschamps, interne à la Salpétrière. J'en ai moi-même constaté un cas dans le service de M. Rostan lorsque j'étais attaché auprès de lui en qualité de chef de clinique. La femme qui présenta cette altération et dont je publiai l'observation dans les *Archives de médecine* n'avait jamais été réglée. A l'autopsie je constatai une oblitération complète de la cavité de l'utérus et du col, et de plus dans les ovaires une multitude de petits foyers hémorrhagiques ayant tous des dates différentes: les plus anciens ne présentant plus qu'une teinte jaunâtre comme dans les anciens foyers du cerveau, les autres présentant de la fibrine plus ou moins décolorée et ceux d'une formation plus récente contenant du sang liquide et noirâtre.

Oblitération du col. — L'occlusion du col a fixé d'une manière toute particulière l'attention des accoucheurs. Les faits de ce genre rapportés par Amand, Morgagni et surtout ceux qui ont été publiés par Dance ne permettent pas le doute à cet égard. La plupart des cas de ce genre qui ont été donnés comme obstacle à l'accouchement sont très-contestables. L'oblitération du col empêche la fécondation et non la sortie du fœtus, à moins que cette occlusion ne soit survenue pendant la grossesse.

Le col de l'utérus peut offrir aussi d'autres altérations également importantes à rappeler. Ainsi il peut présenter une longueur et un volume beaucoup plus considérables qu'à l'état normal. Gardien et Flamant en rapportent des exemples très-curieux. Sa position peut être plus ou moins changée par suite d'adhérences contre nature qui le fixent par une de ses faces soit en avant, soit en arrière, soit sur l'un des côtés du bassin. M. Velpeau a observé cinq cas de cette espèce dans lesquels la fécondation avait été rendue impossible.

Anomalies des ovaires. — L'absence des ovaires a été plusieurs fois constatée quoique l'appareil génital fût complet dans toutes ses autres parties. D'autres fois on a constaté l'existence d'un seul ovaire. M. Jadelot en a rapporté un exemple, et Chaussier en cite un autre dans lequel il n'existait qu'un ovaire, qu'une trompe et qu'une moitié de l'utérus. Quelquefois on a vu les deux ovaires réduits à un très-petit volume, et enfin chez certains sujets on a pu constater l'absence des vésicules de Graaf. Enfin ces organes peuvent se déplacer, sortir du bassin à travers les ouvertures de l'aine, descendre dans les grandes lèvres ou se porter du côté opposé à celui qu'ils devaient occuper, enlacés par les trompes utérines.

Anomalies des trompes. — L'absence des trompes utérines s'observe très-rarement ; on les voit aussi rarement dévier de leur direction naturelle. L'anomalie qu'elles présentent le plus fréquemment est l'altération de leur canal, soit du côté de l'ovaire, soit dans un point plus ou moins rapproché de l'utérus. Meyer, M. Reynaud, M. Velpeau en ont fait connaître plusieurs exemples.

Anomalies du vagin. — L'absence totale du vagin n'est pas très-rare. Un grand nombre d'observateurs l'ont vu se terminer en cul-de-sac au-dessus de la vulve et ne pas s'ouvrir à l'extérieur. Dans d'autres cas l'orifice vulvaire existe ; mais le canal ne s'étend pas jusqu'à l'utérus, et il est oblitéré à sa partie supérieure. M. Velpeau a observé deux fois cette espèce d'anomalie, qui dépend souvent de lésions dues à des accouchements antérieurs. Dans un cas rapporté par M. Lisfranc, cette oblitération était due à d'anciennes ulcérations syphilitiques. M. Lombard l'a observée à la suite d'une injection d'acide sulfurique dans le vagin, et M. Velpeau à la suite d'un écoulement leucorrhoïque très-prolongé.

Le vagin peut s'ouvrir aussi dans les organes voisins au lieu de s'ouvrir à la vulve. C'est ainsi qu'on l'a vu s'ouvrir dans le rectum ou dans la vessie. Sue rapporte une observation dans laquelle le vagin s'ouvrait dans la vessie, tandis que le rectum s'ouvrait dans le vagin.

Quelquefois le vagin est divisé par une cloison qui lui donne l'aspect de deux cavités cylindroïdes adossées, ayant chacune une membrane hymen ou bien s'ouvrant par un seul orifice externe. D'autres fois la cloison n'existe qu'en haut et en bas, laissant communiquer ces deux vagins à leur partie moyenne ou plus près du col utérin. Le plus ordinairement elle ne s'étend pas jusqu'à la vulve. On peut dire que cette anomalie n'est en général que la continuation d'une anomalie semblable qui existe dans l'utérus.

L'occlusion, l'absence, les coarctations extrêmes du vagin gênent assez fortement les fonctions sexuelles pour qu'on ait essayé d'y remédier; aussi en traitera-t-on sous le rapport des opérations qu'elles nécessitent dans la médecine opératoire. Quant aux indications qu'elles présentent pendant la gestation et aux difficultés qu'elles peuvent apporter à l'accouchement, nous y reviendrons en temps opportun.

Anomalies des organes génitaux externes. — L'absence des grandes lèvres a été quelquefois observée ; mais leur adhérence, soit complète, soit incomplète, s'est rencontrée plus fréquemment. Mme Boivin cite trois cas dans lesquels ces organes adhéraient dans toute leur étendue, anomalie qui a été constatée aussi par Cassan et le docteur Rossi. C'est probablement à une adhérence incomplète des grandes lèvres qu'il faut attribuer ce fait cité par Borelli d'une jeune fille qui avait deux vulves l'une au-dessus de l'autre.

Les grandes lèvres peuvent être en outre, à cause de leur structure, le siége de collections purulentes ou séreuses qui en augmentent quelques fois considérablement le volume ; elles peuvent aussi devenir le siége de] hernies et d'autres tumeurs qu'il est important de ne pas confondre avec les précédentes.

Les petites lèvres peuvent présenter aussi plusieurs anomalies : on les a vu manquer quelquefois ; on en observait trois dans un cas rapporté par Neubaüer ; enfin elles étaient adhérentes l'une à l'autre d'une manière plus ou moins complète dans plusieurs cas rapportés par les auteurs.

Leur développement plus ou moins considérable constitue l'anomalie la plus fréquente ; quelquefois elles acquièrent, surtout à leur partie postérieure, un développement assez considérable pour nuire à l'acte de la copulation. Dans certaines contrées, cette dimension exagérée des nymples est très-commune, et suivant le rapport des voyageurs, on est fréquemment obligé en Perse et en Turquie d'en pratiquer l'excision. C'est encore le développement anormal des petites lèvres qui constitue ce repli particulier connu sous le nom de *tablier des Hottentotes* et qui s'observe sur les hordes sauvages des environs du Cap.

Le clitoris est sujet aussi à quelques anomalies qui portent surtout sur son développement plus ou moins considérable. Il peut être aussi le siége de quelques affections morbides ; son extrémité peut se transformer en une masse fibreuse. Son excessif développement pouvant être un obstacle à la copulation, on a plusieurs fois opéré sa résection. Molinetti rapporte un cas dans lequel le clitoris, qui pesait neuf livres, fut excisé avec un plein succès. La même opération fut pratiquée par Krœmer d'une manière non moins heureuse dans un cas où l'organe avait une longueur de trois doigts et la forme d'un choufleur.

L'urèthre peut offrir aussi certaines anomalies qu'il est bon de connaître. Très-extensible, très-facilement dilatable chez la femme, on l'a vu quelquefois acquérir un développement très-considérable. Dans un cas rapporté par Flamant, le vagin était fermé par l'hymen, et l'urèthre assez dilaté pour permettre l'introduction du doigt. Enfin Meyer et

Gruner parlent de deux femmes imperforées chez lesquelles la dilatation des l'urèthre était devenue telle que l'acte de la copulation put s'opérer par cette voie anormale.

On peut voir par ce court exposé des diverses anomalies de l'appereil génital que plusieurs d'entre elles ne sont pas seulement un objet de vaine curiosité, mais qu'elles se lient d'une manière intime à la pratique. D'autres fournissent l'explication d'un certain nombre de phénomènes dont il serait impossible de se rendre compte si elles n'étaient là pour en fournir l'explication. Telles sont par exemple la stérilité, la superfétation, la fécondation par l'urèthre, la fécondation et l'accouchement par l'anus, certaines grossesses extra-utérines et le défaut complet de menstruation. La duplicité de l'utérus explique aussi certaines erreurs commises pendant le travail de l'accouchement. Dans les cas de ce genre, si la femme devient enceinte d'un seul côté et qu'il y ait deux orifices bien isolés dans le vagin, deux accoucheurs différents, quoique également instruits, peuvent établir un diagnostic tout opposé, même au moment de l'accouchement. On peut lire dans le *Journal complémentaire* (t. IV, p. 371) un cas de ce genre rapporté par Tiedeman. Deux médecins distingués se trouvèrent en même temps chez une femme en travail. L'un, après l'avoir touchée, trouva le col dans l'état naturel ; l'autre au contraire constata une dilatation déjà avancée. Un second examen leur prouva qu'ils avaient tous deux raison et que le col était double. West a fait part à l'Académie de médecine d'un fait semblable observé par lui à l'hospice de la Maternité et dans lequel le double diagnostic s'explique aussi par la duplicité du col de l'utérus.

DEUXIÈME PARTIE.

§ I. — DE LA CONCEPTION.

Pour que la jeune fille puisse devenir mère, son organisme doit subir plusieurs modifications importantes qui la préparent à cette nouvelle fonction. L'organisation générale, qui pendant l'enfance semblait peu différer dans les deux sexes, prend tout à coup les caractères qui sont particuliers à chacun d'eux. C'est la puberté qui s'annonce. La jeune fille devient plus timide et plus réservée ; sa voix change et prend un timbre plus doux et plus harmonieux. Les mamelles se développent ; le tissu cellulaire plus abondant vient arrondir tous les contours ; enfin une nouvelle fonction, le flux cataménial, vient s'établir avec plus ou moins d'efforts. Dès ce moment la femme est apte à concevoir (1).

La conception résulte de l'action du principe fécondant fourni par l'homme sur l'ovule fourni par la femme. Elle s'accomplit ordinairement sans que la femme en ait la conscience ; cependant quelques-unes ont pu distinguer à une sensation toute particulière un rapprochement fécondant de celui qui ne l'était pas.

L'ovule une fois fécondé, soit dans l'ovaire lui-même, soit pendant son trajet dans la trompe, soit dans la cavité de l'utérus, commence immédiatement à se développer. C'est ce développement qui constitue la grossesse, dont nous allons étudier avec soin les divers phénomènes.

§. II. — DE LA GROSSESSE.

On désigne sous le nom de *grossesse* l'état de la femme qui a conçu et qui porte dans son sein le produit de la conception. Commençant à l'instant de l'imprégnation, la grossesse se termine par l'accouchement ; sa durée totale est de cent soixante et dix jours, ou neuf mois solaires. Cependant des observations bien authentiques montrent que sa durée peut être naturellement moindre de neuf mois ou dépasser ce terme.

On a distingué la grossesse en *vraie* et en *fausse*. La vraie grossesse est celle que nous venons de définir. La fausse grossesse consiste dans une de ces affections qui, déterminant l'augmentation de volume de l'u-

---

(1) Nous renvoyons pour l'histoire complète de la puberté, de la menstruation, de la fécondation et des différents systèmes qui s'y rapportent, au TRAITÉ DE PHYSIOLOGIE, dans lequel toutes ces questions seront traitées en détail.

térus ou de l'abdomen, simulent la grossesse. Nous pensons avec M. Paul Dubois que cette dénomination doit être rejetée, car si la grossesse n'existe pas, il faut désigner par son véritable nom la maladie qui la simule.

La grossesse ou vraie grossesse a été divisée en *utérine* ou ordinaire quand l'ovule fécondée arrive sans obstacle dans la cavité de la matrice et s'y maintient, et en *extra-utérine* ou *extraordinaire* quand le fœtus est placé hors de la cavité utérine.

La première espèce est encore divisée en trois variétés : la *grossesse simple* quand la matrice ne renferme qu'un seul fœtus ; la *grossesse composée* (double, triple, quadruple) quand il en existe plusieurs ; la *grossesse compliquée* quand une tumeur, une grande quantité d'eau, une maladie quelconque du fœtus ou de la matrice viennent s'y joindre.

De la grossesse utérine.

Dès que la conception a eu lieu, des phénomènes importants se manifestent dans l'économie. Les uns, locaux, anatomiques ou physiologiques, se passent dans l'utérus ; les autres, généraux ou sympathiques, ont pour siége les différents appareils organiques de l'économie.

Phénomènes anatomiques et physiologiques. — Les plus remarquables de ces phénomènes sont ceux que l'utérus présente pendant le cours de la grossesse sous le rapport de son volume, de sa forme, de sa position, de sa direction, de sa texture et de ses propriétés.

Volume. — Quand la conception a eu lieu, l'utérus reste dans un état de fluxion qui en augmente peu à peu toutes les dimensions. Cette augmentation de volume semble dépendre d'abord plutôt de l'augmentation d'épaisseur de ses parois que de la dilatation de sa cavité ; mais bientôt elle résulte du développement simultané des parois et de la cavité elle-même. L'accroissement de l'utérus n'est pas uniforme : plus lent dans les premiers mois, il devient beaucoup plus rapide pendant les derniers. Pour se faire une idée du développement que subit l'utérus, il suffit de comparer ses dimensions dans l'état de vacuité avec celles qu'il acquiert au terme de la grossesse. Suivant Levret, la matrice dans l'état de vacuité n'a que 16 pouces de superficie, et à la fin du neuvième mois elle en a 339 ; le vide de cet organe dans le premier cas est réduit aux quatre cinquièmes d'un pouce, et dans le second il s'élève à 408 pouces ; sa masse, qui n'est que de 4 pouces 1/3 avant la grossesse, est de 51 pouces lors de l'accouchement. Mais tous les accoucheurs s'accordent à reconnaître que le vide de l'utérus est porté trop loin par Levret, car d'après ses chiffres ce vide pourrait contenir 17 livres d'eau, tandis que l'ensemble du fœtus, du placenta, des membranes et de l'eau de l'amnios ne présente pas un poids aussi considérable. M. Velpeau, qui partage cette manière de voir et qui n'assigne à l'œuf en totalité qu'un poids de 17 livres, a pu mesurer l'utérus sur trois femmes mortes à terme avant la rupture des membranes. Deux fois il a trouvé 15 pouces et une fois 13 pouces au grand diamètre ; une fois 8 pouces et deux fois 10 pouces d'avant en arrière ; deux fois 11 et une fois 9 pouces en travers. La circonférence de l'utérus au niveau des trompes est, suivant le même auteur, d'environ 26 pouces et de 13 pouces seulement au niveau de la portion utérine du col.

Forme. — L'utérus, au lieu de rester aplati sur ses deux faces, s'arrondit et ne tarde pas à devenir complétement pyriforme. Plus la matrice s'étend et s'élargit dans son fond, plus elle se resserre à son orifice. L'orifice de l'utérus, au lieu de former une fente transversale, offre une ouverture arrondie, surtout dans les premières grossesses ; quelquefois même il s'entr'ouvre assez largement. Ses lèvres s'épaississent et deviennent plus molles, ce qui s'observe chez les femmes qui ont eu plusieurs enfants. Bientôt le corps de l'organe se développant avec plus de rapidité que le col, il prend la forme d'un sphéroïde, à la partie inférieure duquel le col, évasé dans sa partie supérieure et cylindroïde dans sa partie inférieure, forme une sorte d'appendice. Au sixième mois le diamètre longitudinal est encore presque égal aux deux autres. Mais plus tard le col s'évasant à sa partie supérieure se confond avec le corps, et l'ensemble de l'utérus présente la forme d'un ovoïde dont la grosse extrémité répond au fond de l'utérus et la petite au col de l'organe, dont la longueur décroit graduellement jusqu'à la fin de la grossesse : à cette époque le col n'est plus qu'un simple bourrelet formé par les lèvres seules du museau de tanche et dont l'épaisseur varie suivant que la femme est primipare ou a déjà eu plusieurs enfants. Dans le premier cas ce bourrelet existe à peine ; dans le second au contraire son épaisseur est assez fréquemment de deux, trois ou quatre lignes. Chez les primipares, les bords sont lisses réguliers et minces jusqu'à l'époque de l'accouchement ; chez les autres, le col s'entr'ouvre quelquefois de bonne heure, et M. Velpeau dit avoir pu introduire dans son orifice l'extrémité du doigt chez des femmes enceintes de cinq mois et demi ou six mois qui servaient aux exercices pratiques de sa salle d'accouchement.

Position. — Jusqu'au troisième mois l'utérus occupe à peu près la même place qu'avant la fécondation. Cependant on observe quelquefois des changements dans sa position. Par suite du poids plus considérable qu'il acquiert, l'utérus tend à descendre ; le col s'abaisse et se rapproche de la vulve. Ce phénomène inappréciable chez certaines femmes s'observe surtout et dure plus longtemps chez celles qui ont le bassin large, la fibre molle, quoiqu'il ne soit cependant pas rare de l'observer chez des femmes jeunes et robustes. Mais à mesure que l'utérus se développe et qu'il s'élève au-dessus du détroit supérieur, le col ne tarde pas à remonter, il parvient même quelquefois jusqu'à la hauteur de l'angle sacro-vertébral. D'autres fois au contraire il redescend à partir du sixième, du septième ou du huitième mois et se rapproche du détroit inférieur.

Le fond de l'utérus, qui dépasse à peine le niveau du détroit supérieur au troisième mois, s'élève dans le courant du quatrième à deux travers de doigts au-dessus; il s'approche de l'ombilic dans le cinquième, arrive jusqu'à lui et même le dépasse un peu à la fin du sixième; enfin pendant le septième et le huitième mois il s'élève encore, mais n'atteint jamais ni le diaphragme ni le foie et ne va jamais envahir la région épigastrique. M. Velpeau a fréquemment observé qu'il occupe la région mésogastrique jusqu'au moment de l'accouchement. Dans le neuvième mois en effet, l'utérus, comme accablé sous le poids de l'œuf, semble s'affaisser sur lui même, et alors il s'agrandit plus qu'il ne l'avait fait jusqu'alors dans le sens transversal et antéro-postérieur.

Direction. — L'utérus en s'élevant au-dessus du détroit supérieur est obligé de suivre la direction de l'axe de ce détroit; son fond rencontrant en arrière l'angle sacro vertébral, rendu encore plus saillant par la nécessité où la femme est de porter les épaules en arrière pour maintenir l'équilibre, se trouve nécessairement repoussé en avant, où il se trouve mal soutenu par les parois abdominales. Appliqué en arrière contre une partie solide et arrondie, il subit encore un autre changement dans sa direction. Presque toujours en effet il se dévie d'un côté ou de l'autre, à droite huit fois sur dix, suivant M. Velpeau. Dans cette inclinaison latérale, l'organe subit un mouvement de torsion telle qu'un de ses bords, le gauche dans l'inclinaison à droite, le droit dans l'inclinaison à gauche, se tourne vers la paroi antérieure de l'abdomen et que ses faces antérieure et postérieure se dirigent jusqu'à un certain point vers les parties latérales.

Pendant que le corps et le fond de l'utérus s'inclinent en avant et à droite, le col se porte généralement en arrière et à gauche. Cependant l'orifice peut rester au centre, malgré la double obliquité de la matrice, ou bien être porté bien plus en arrière que ne semble l'indiquer l'obliquité antérieure du fond de l'organe. M. Velpeau dit avoir rencontré fréquemment le plan du col parallèle à la face antérieure du sacrum dans les derniers temps de la grossesse, quoiqu'il n'y eut pas d'ailleurs d'inclinaison en avant. Le col peut aussi, suivant le même auteur, se tourner à droite quoique le fond soit incliné de ce côté, ce qui du reste est beaucoup plus rare.

Texture. — La texture de l'utérus subit pendant la grossesse des modifications très-remarquables. Sa couleur prend une teinte rouge très-prononcée; l'épaisseur de ses parois ne diminue pas, comme on pourrait le penser d'après leur extrême distension. Ce fait a été l'objet d'un grand nombre de contestations.

Galien, Paul d'Œgine, Mauriceau soutiennent que les parois s'amincissent en même temps qu'elles se distendent. Dulaurens, Riolan pensent qu'elles deviennent plus épaisses; tandis que Vesale, Arantius, de Graaf et Deventer croient que l'épaisseur reste la même. Mais toutes ces dissidences viennent de ce que parmi les observateurs qui ont traité cette question, les uns n'avaient ouvert que des femmes mortes d'hémorrhagie pendant la grossesse et les autres des femmes mortes pendant le travail de l'accouchement ou quelque temps après, lorsque l'utérus était déjà revenu sur lui-même. Des dissections nombreuses faites dans ces derniers temps par des anatomistes habiles ont enfin éclairci la question. D'après ces recherches, les parois utérines au commencement de la grossesse offrent plus d'épaisseur que dans l'état de vacuité ; vers le troisième ou quatrième mois, cette épaisseur est à peu près la même ; dans les derniers mois elle est plus considérable au niveau de l'insertion du placenta. Dans le reste de l'étendue du corps, les parois sont à peu près d'une même épaisseur ; mais au niveau du col elles sont amincies, moins cependant que pourraient le faire supposer l'extension qu'a subie cette portion de l'organe.

Les fibres de la matrice, qui pendant l'état de vacuité sont pâles, denses et forment un tissu inextricable, deviennent plus rouges et représentent des plans et des faisceaux faciles à suivre et à reconnaître.

Le tissu cellulaire, si ferme, si serré, se relâche, s'assouplit et se rapproche du tissu cellulaire commun , ce qui permet aux autres éléments de se développer. Les branches artérielles, plissées sur elles-mêmes et bridées par des lamelles élastiques et denses , s'allongent peu à peu ; les angles de leurs plicatures s'émoussent, et elles finissent par ne plus former que des sinuosités qui livrent au sang un passage facile. Les veines subissent les mêmes changements : elles deviennent moins tortueuses , s'élargissent et se développent encore plus que les artères ; leur calibre est tel qu'il peut admettre une plume d'oie et dans quelques cas même l'extrémité du doigt auriculaire. Les vaisseaux lymphatiques suivent le même développement ; ils peuvent égaler le volume d'une plume de corbeau, et quand ils ont été injectés avec du mercure, ils forment comme une enveloppe d'argent à la surface de l'utérus. Suivant Hunter , les nerfs utérins augmentent aussi de volume pendant la gestation.

La membrane muqueuse, dont l'existence est si difficile à démontrer hors l'état de grossesse, devient plus évidente , plus rouge et plus villeuse. La membrane séreuse subit aussi des changements : elle se distend bien évidemment, malgré l'opinion contraire soutenue par Bichat ; elle n'emprunte rien aux replis péritonéaux environnants. Le feuillet séreux s'accroît en même proportion que la couche charnue, et il reste en contact avec les mêmes points des couches sous-jacentes depuis le commencement jusqu'à la fin de la grossesse.

Propriété du tissu de l'utérus. — A mesure que le tissu musculaire de l'utérus se développe, il devient le siège de deux propriétés nouvelles, l'une la contractilité organique, l'autre la contractilité de tissu.

La contractilité organique est celle en vertu de laquelle l'organe se contracte d'une manière subite pour expulser le produit de la conception. Elle est plus développée dans la partie supérieure de l'organe, où il existe plus de fibres musculaires , que dans sa partie inférieure, où il en existe moins. Du reste elle n'est pas en rapport d'énergie avec l'appareil musculaire extérieur ; ainsi souvent les contractions de l'utérus sont très-fortes chez des femmes dont le système musculaire est très-faible, et chez d'autres au contraire dont les membres sont fortement musclés, la contractilité de l'utérus est tellement faible qu'il faut toujours terminer l'accouchement. Cette contractilité offre cela de particulier qu'elle est entièrement indépendante de la volonté, quoique certains auteurs aient avancé le contraire.

La contractilité de tissu est l'acte par lequel l'utérus revient sur lui-même pour combler le vide que laisse l'expulsion du fœtus. Cette propriété, qui se retrouve dans toute l'étendue de l'organe, se fait remarquer d'une manière beaucoup plus énergique vers le fond que vers la partie inférieure. Aussi lors du retour de l'utérus sur luimême, son fond est-il déjà pelotonné sur lui-même que le col est encore mou et flasque ; la main pénètre facilement dans le col, et déjà elle ne peut plus pénétrer dans la cavité du corps. Cette contraction organique du tissu ne s'exerce qu'autant que la déplétion de l'utérus n'est pas très-rapide ou bien que l'organe n'a pas été distendu outre mesure soit par un fœtus très-volumineux, soit par une quantité d'eau trop considérable.

Ces deux propriétés sont indépendantes l'une de l'autre. Ainsi la contractilité organique peut cesser quoique la contractilité de tissu subsiste encore. Souvent chez une femme dont le travail dure depuis longtemps, les contractions utérines se suspendent, on est obligé de terminer l'accouchement, et chez cette même femme l'utérus revient immédiatement sur lui-même dès qu'il est débarrassé. D'autres fois, au contraire, les contractions utérines sont très-énergiques, elles surmontent tous les obstacles ; mais après la délivrance l'utérus ne revient pas sur lui-même, il reste flasque, et l'on voit survenir une hémorrhagie.

Organes voisins de l'utérus. — Les changements qui s'opèrent dans l'utérus en déterminent nécessairement dans les organes voisins : pendant que la matrice s'abaisse, elle entraîne avec elle la partie supérieure du vagin, elle l'entraîne également lorsqu'elle s'élève, et alors le vagin s'allonge et se rétrécit ; mais dans les derniers mois, la partie supérieure de ce conduit s'évase et s'élargit à mesure que la portion voisine du col se dilate et se confond dans l'ovoïde utérin.

La vessie est peu à peu refoulée au-dessus du détroit supérieur. Le méat urinaire allongé présente à sa partie supérieure une courbure plus grande que dans l'état ordinaire ; son orifice, tiraillé en haut, s'enfonce derrière le bord de la symphyse des pubis.

Le rectum, comme étranglé à sa partie supérieure, ne recevant plus d'impulsion du diaphragme, se laisse distendre par les matières fécales dont la présence déforme la face postérieure du vagin. Les intestins grêles sont refoulés vers les régions lombaires ou remontent directement en réagissant contre le colon transverse, l'estomac et le foie. Quelquefois plusieurs circonvolutions se placent au devant de l'utérus et peuvent être comprimées entre cet organe et la paroi abdominale de manière à déterminer des coliques plus ou moins vives ; quelquefois aussi leur portion la plus mobile s'engage dans l'excavation recto-vaginale, où elle peut s'étrangler et déterminer des accidents graves.

Le diaphragme, refoulé dans le thorax, dont il élargit la base et diminue le diamètre vertical, est plus ou moins gêné dans ses mouvements.

La peau du bas-ventre s'amincit et se couvre de taches blanchâtres et de vergetures ; ses mailles semblent s'écarter à la manière de celles d'une étoffe que l'on tiraillerait. Après l'accouchement elle se couvre de cicatrices réticulées, de plis et de rides, que l'on retrouve quelquefois sur la peau des fesses et de la partie supérieure des cuisses.

Les aponévroses s'éraillent ; la ligne blanche qui supporte en grande partie le poids de l'utérus s'élargit considérablement : au lieu d'un pouce, elle en offre quelquefois quatre dans sa partie moyenne. Vers la fin de la grossesse, elle ne représente plus qu'une sorte de toile à mailles plus ou moins souples ; l'ombilic s'entr'ouvre, devient plus mince et plus saillant, ce qui favorise singulièrement la formation des hernies. Chez un grand nombre de femmes il existe un tel écartement des fibres aponévrotiques sur la ligne médiane, que la paroi abdominale est percée d'une large ouverture lozangique ou elliptique, véritable éventration que les grossesses subséquentes peuvent augmenter au point de permettre à l'utérus de se renverser fortement en avant au-dessus du détroit supérieur.

Phénomènes sympathiques. — Les phénomènes de ce second ordre sont en général moins constants que ceux du premier et présentent beaucoup de variétés, ce qui tient à la différence d'énergie avec laquelle s'exécutent les fonctions et à la vivacité des sympathies chez les divers individus.

L'estomac, lié avec la matrice par d'étroites sympathies, est presque immédiatement influencé par la grossesse. Certaines femmes ont été prises de vomissements immédiatement après la conception. Chez le plus grand nombre on voit survenir dans le commencement de la grossesse de l'inappétence, du dégoût surtout pour la nourriture animale ; chez d'autres il survient du ptyalisme, des nausées et des vomissements ; chez quelques-unes enfin la perversion du sens du goût et des organes digestifs est poussée encore plus loin, et l'on en voit manger avec avidité les objets les plus bizarres et les plus dégoûtants, tels que de la terre glaise, de la cendre, du charbon, des viandes à demi putréfiées, des araignées et d'autres animaux immondes. Mais en général c'est le dégoût prononcé pour les substances animales et la recherche des aliments acides et vinaigrés qui s'observe le plus ordinairement. A cet état d'inappétence et de dégoût succèdent, après les premiers mois, un appétit très-prononcé, des digestions faciles et l'envie de boire du vin ou d'autres liqueurs spiritueuses. Quelquefois, vers la fin de la grossesse, les fonctions digestives se dérangent de nouveau, les digestions redeviennent pénibles et lentes, et les vomissements reparaissent, ce qui semble dépendre alors moins de l'influence sympathique que de la compression exercée par l'utérus sur tous les viscères abdominaux et par suite sur l'estomac lui-même. Quelques anatomistes prétendent que le foie devient plus volumineux et qu'il y a une quantité de bile moins considérable de sécrétée. Peut-être cette cause influe-t-elle sur la constipation si fréquente chez les femmes enceintes, et peut-être aussi détermine-t-elle ces taches brunâtres que l'on voit apparaître sur la peau.

Le pouls des femmes enceintes est suivant Galien plus grand, plus fréquent et plus vif. D'après M. Velpeau, le pouls, d'abord embarrassé, acquiert de la fréquence, puis de la force et de la dureté, devient plus grand, plus plein, comme rebondissant, brusque et fiévreux. Les seuls caractères du pouls que Desormeaux considère comme constants sont sa fréquence et sa vivacité, souvent avec de la dureté et de la plénitude. Quant au sang que l'on tire de la veine, il présente le plus ordinairement une couenne analogue à celle que l'on observe dans les maladies inflammatoires ; le caillot qu'il forme est volumineux et consistant, et cependant on observe quelquefois en même temps une grande quantité de sérosité.

L'appareil circulatoire présente encore quelques autres troubles qui dépendent d'une action toute mécanique de l'utérus. C'est ainsi que les vaisseaux veineux comprimés dans le bassin donnent lieu à des varices et à des infiltrations des membres abdominaux.

Cette activité plus grande de la circulation chez les femmes enceintes détermine chez elles une augmentation de la température du corps ; aussi remarque-t-on généralement qu'elles supportent mieux le froid que les autres.

Les sécrétions éprouvent aussi quelques modifications. Les urines plus abondantes se chargent d'un nubécule et déposent davantage. Vers la fin de la grossesse, les envies d'uriner deviennent aussi beaucoup plus fréquentes, ce qui tient à la pression que l'utérus exerce sur la vessie. La transpiration cutanée ne semble pas éprouver de modifications remarquables dans sa quantité. Quelques auteurs prétendent qu'elle augmente, d'autres au contraire qu'elle diminue. On a dit aussi qu'elle répand une odeur de matière prolifique dans le principe et une odeur plus ou moins aigre à une époque plus avancée de la grossesse. Désormeaux pense que la transpiration ne subit aucune modification appréciable ; jamais il n'a reconnu cette odeur particulière dont on parle.

La nutrition paraît en général moins active pendant les premiers mois ; mais ensuite elle le devient davantage, et il n'est pas rare de voir les femmes acquérir pendant la grossesse un embonpoint remarquable. Chez quelques-unes au contraire on observe de l'amaigrissement et une sorte de dépérissement qui se manifeste par la décoloration et la maigreur du visage.

Les organes de la locomotion ressentent aussi l'influence de la grossesse. On observe quelquefois un relâchement plus ou moins prononcé des symphyses du bassin, ce qui rend la station et la marche pénibles. On a beaucoup parlé de l'influence de la grossesse sur la consolidation des fractures; mais il est bien reconnu maintenant que cette influence est nulle.

Enfin on a beaucoup exagéré aussi l'influence de la grossesse sur les facultés intellectuelles ou sensoriales, parce qu'on a souvent confondu ce qui tenait à une disposition maladive avec ce qui appartient à l'état normal. L'examen attentif d'un grand nombre de femmes prises dans toutes les conditions de la vie prouve seulement que la grossesse exalte la susceptibilité nerveuse et dispose aux maladies du système nerveux.

§ III. — *Signes de la grossesse.*

Les signes de la grossesse ont été divisés en signes de la *conception* et signes de la *grossesse*.

Signes de la conception. — Les signes de la conception consistent dans des phénomènes ou particuliers à certaines femmes ou tellement fugaces qu'ils passent inaperçus pour la plupart d'entre elles. Ces phénomènes sont : un sentiment de volupté plus grand pendant l'acte de la copulation, la rétention de la liqueur séminale qui ne s'échappe pas au dehors après l'accomplissement du coït, la sécheresse du pénis, un certain mouvement vermiculaire dans les régions ombilicale et hypogastrique, une pesanteur dans l'utérus avec sensation de gonflement et de borborygmes dans l'intérieur de l'organe, un frissonnement général accompagné quelquefois de nausées et de vomissements. Deux ou trois jours après la conception, l'abdomen devient le siége d'une sorte de tuméfaction avec sensibilité de toute cette partie. La femme éprouve de la tristesse, de l'anxiété, de l'abattement; ses yeux perdent leur éclat et s'entourent d'un cercle bleuâtre; ses joues perdent leur coloris habituel; enfin chez quelques-unes l'odeur séminale se propage jusqu'à l'organe du goût. Mais, hâtons-nous de le dire, ces signes, observés isolément ou réunis en plus ou moins grand nombre chez quelques femmes, manquant entièrement chez beaucoup d'autres, souvent fournis par des observations incomplètes et entachées d'inexactitude ou d'idées purement hypothétiques, ne sauraient offrir aucune certitude et ne peuvent tout au plus que fournir des présomptions plus ou moins fortes.

Signes de la grossesse. — Les signes de la grossesse sont divisés en *signes rationnels* et en *signes sensibles*.

1º *Signes rationnels de la grossesse.* — Ces signes comprennent : A. la suppression des règles; B. l'augmentation du volume de l'abdomen; C. les modifications survenues dans les mamelles; D. les troubles des fonctions digestives; E. les troubles du système nerveux; F. l'état du pouls.

A. *Suppression des règles.* — De tous les signes rationnels c'est celui qui a le plus de valeur. Lorsque la suppression des menstrues a lieu sans cause appréciable chez une femme en bonne santé, habituellement bien réglée, et qu'elle ne s'accompagne d'aucun accident, on doit la regarder comme un signe presque certain de grossesse. Cependant il ne faut pas perdre de vue, dans l'appréciation de la valeur de ce signe, plusieurs circonstances que nous allons passer en revue.

La grossesse peut survenir chez une femme qui n'est pas menstruée. — Des observateurs dignes de foi rapportent des cas assez nombreux de femmes qui sont devenues enceintes avant que la menstruation se soit établie. D'autres au contraire ont été fécondées lorsque les règles avaient été supprimées, soit par quelque circonstance accidentelle, soit par suite du progrès de l'âge. Désormeaux dit avoir eu occasion d'observer des cas de cette espèce, et suivant lui c'est dans cette classe qu'il faut ranger une partie des observations de grossesse prolongée.

Le commencement de la grossesse peut coïncider avec quelque circons-tance qui explique la suppression des règles. — Il arrive quelquefois que peu de jours avant ou peu de jours après la conception, une femme éprouve une de ces affections morales vives ou bien une de ces per-turbations physiques à la suite desquelles survient si souvent la suppres-sion des règles. On comprend dès lors combien cette circonstance jettera d'incertitude sur la valeur du signe qui nous occupe. Il en sera de même de certaines constitutions épidémiques, telles que l'épidémie bilieuse observée par Finke et qui impriment pendant toute leur durée une irrégularité très-grande à la menstruation. Dans ce cas l'absence d'une circonstance évidente et individuelle pourrait induire en erreur le mé-decin peu attentif.

Les règles peuvent persister malgré l'état de grossesse. — Deventer cite une femme qui l'a assuré n'avoir jamais été réglée que pendant le cours de ses grossesses. Baudelocque dit en avoir observé plusieurs qui menstruées irrégulièrement dans l'habitude de la vie le devenaient d'une manière régulière pendant leurs grossesses. Enfin il peut arriver que des femmes bien réglées habituellement conservent pendant la ges-tation l'évacuation menstruelle. M. Velpeau dit l'avoir observé huit fois. Désormeaux paraît l'avoir observé plusieurs fois aussi. Les mêmes ob-servateurs pensent que cette anomalie semble être le résultat, pendant certaines années, d'une influence épidémique, car on voit les cas de cette espèce se présenter en assez grand nombre dans certaines années, puis redevenir excessivement rares. Cependant en général lorsque l'éva-cuation menstruelle se montre pendant la grossesse, elle subit quelques modifications remarquables soit pour le retour des époques soit pour la quantité. M. Moreau affirme même que les écoulements sanguins qu'il a vus se manifester pendant la gestation n'avaient aucun des caractères du sang menstruel, soit par leur quantité, leur consistance, leur couleur ou par les époques de leur apparition, et qu'il lui a toujours été facile de les distinguer des règles véritables. Cependant, il faut l'avouer, ces caractères différentiels sont si équivoques qu'il nous paraît bien difficile de pouvoir distinguer des règles véritables les écoulements sanguins qui les simulent.

Les auteurs ont cité aussi quelques observations dans lesquelles les règles auraient reparu vers les derniers mois de la grossesse après avoir été supprimées pendant les premiers. Mais nous pensons avec Désormeaux que ces faits mal interprétés se rapportent probablement à des cas d'implantation du placenta sur le col de l'utérus.

B. *Augmentation de volume du ventre.* — L'augmentation du volume de l'abdomen peut dépendre de tant de causes différentes, que l'on a dû rechercher avec soin les caractères auxquels on pouvait distinguer celle qui dépendait de la grossesse.

Chez une femme enceinte le ventre s'aplatit d'abord dans la région hypogastrique; mais dès le deuxième mois il se développe d'une manière régulière pour ne plus s'arrêter. Alors il existe de la tension et une sorte de résistance au-dessus du pubis. Peu de temps après, cette région commence à proéminer, et ensuite on voit l'augmentation du volume se propager insensiblement de la partie inférieure à la supérieure. La saillie que forme l'abdomen en avant est très-prononcée, tandis que ses parties latérales sont comme déprimées; chez quelques femmes cependant la périphérie est uniformément distendue. Au reste ces caractères ne sont pas toujours bien tranchés; on ne peut pas toujours en suivre la marche et la succession, et quelquefois aussi l'on observe pendant les premiers mois un gonflement spasmodique de l'abdomen qui marche avec rapidité et qui peut faire illusion. Ce signe de grossesse est considéré comme n'ayant qu'une valeur secondaire.

Certains observateurs paraissent en accorder beaucoup plus aux changements que présente l'ombilic. Dès que le ventre commence à se développer, la cicatrice ombilicale devient moins enfoncée; bientôt elle est de niveau avec la peau. Du troisième au quatrième mois elle fait une saillie qui va toujours en augmentant et qui acquiert quelquefois deux et trois doigts de longueur. Il est vrai que dans certains cas d'ascite, ainsi que le fait remarquer Morgagni, cette saillie de l'ombilic s'observe également; mais alors les signes de l'épanchement sont assez tranchés pour que la confusion ne puisse pas avoir lieu.

En résumant ce qui vient d'être dit, le ventre de la femme grosse a pour caractère spécial de se développer de bas en haut et de rester encore longtemps aplati sur les côtés lorsque sa partie moyenne forme déjà une saillie considérable.

C. *Modifications survenues dans les mamelles.* — Le gonflement et l'endolorissement des mamelles, la coloration brune de l'aréole, l'érection du mamelon, le développement des tubercules papillaires doivent compter parmi les signes de la grossesse comme ayant une assez grande valeur.

Cependant la tension et l'endolorissement des mamelles s'observent quelquefois sans qu'il y ait grossesse. Les premières approches conjugales, la métrite chronique, l'âge de retour ou la simple suppression des règles peuvent déterminer ce phénomène.

La coloration de l'aréole, la saillie qu'elle forme sont pour certains médecins un signe des plus précieux, parce qu'il se manifeste dès les premiers mois, époque à laquelle le diagnostic est le plus difficile. Hunter accordait à cette coloration une très-grande valeur, et d'après ce signe il soutint en présence de ses élèves qu'une jeune fille était enceinte quoique l'hymen persistât. L'autopsie prouva qu'elle était grosse de quatre mois. Cette coloration varie du bistre clair au foncé presque noir. En général la teinte est d'autant plus foncée que la grossesse est plus avancée.

Le développement des tubercules papillaires ne se manifeste que du quatrième au cinquième mois. Ce sont de petites élévations arrondies, variant pour leur volume depuis celui d'un grain de millet jusqu'à celui d'un grain de chènevis, et disséminées d'une manière plus ou moins régulière dans toute l'étendue de l'aréole ; ce sont des espèces de petites glandes ayant un conduit excréteur dont l'orifice verse quelquefois sous la pression une espèce de sérosité lactescente.

Ce signe peut cependant manquer quand il y a grossesse ou bien apparaître chez des femmes qui ne sont pas grosses. Il perd même beaucoup de sa valeur chez les femmes qui ont eu des enfants, car les tubercules ne s'effacent pas toujours après l'accouchement et persistent surtout chez les nourrices. Chez les primipares, au contraire, ce signe a certainement une grande valeur, et dans ce cas les accoucheurs s'accordent généralement à lui accorder une grande importance.

D. E. F. *Troubles des fonctions digestives et du système nerveux.*—Nous ne reproduirons pas ici ce que nous avons dit de ces divers troubles fonctionnels qui se montrent pendant la grossesse. Qu'il nous suffise de rappeler qu'ils peuvent dépendre de toute autre cause que de la grossesse. Quoiqu'ils ne soient pas entièrement à négliger, ils n'occupent qu'une place très-secondaire dans le diagnostic de la grossesse. Les mêmes réflexions s'appliquent à l'état du pouls.

2º *Signes sensibles de la grossesse.* — Les signes sensibles de la grossesse tirent leur source du développement de l'utérus et de la présence du fœtus. On les obtient à l'aide du *toucher*, de *l'exploration abdominale* et de *l'auscultation.*

A. *Du toucher.* — Le toucher ou l'introduction d'un ou de plusieurs doigts dans les organes génitaux se pratique soit pour reconnaître les maladies de la vulve, du vagin, de la matrice et de tous les organes contenus dans l'excavation, soit pour apprécier les vices de conformation du bassin, mais surtout pour apprécier les divers changements qu'a subis le col de l'utérus dans son volume, sa consistance, sa longueur, sa position, et ceux que l'utérus lui-même a éprouvés dans son poids, sa forme, son étendue et sa situation.

Cette opération se pratique la femme étant debout ou couchée. S'il existe une maladie des organes de la respiration du cœur ou du gros vaisseau, la femme restera debout ; elle sera couchée au contraire si elle est faible, s'il y a imminence d'une hémorrhagie, d'une syncope, ou bien si l'utérus est fortement incliné en avant. Enfin si l'on éprouve quelque difficulté, si une seule exploration laisse quelque doute, il faut examiner la femme dans l'une et l'autre de ces deux positions.

Les muscles seront mis dans le relâchement en faisant fléchir à demi les jambes et les cuisses, ainsi que la poitrine et la tête, si la femme est couchée. Si elle est debout au contraire, elle s'appuiera contre un mur, un meuble ou un corps solide quelconque, en même temps qu'elle écartera et fléchira légèrement les membres pelviens et qu'elle inclinera un peu la tête et la poitrine en avant. M. Chailly conseille, au lieu de faire incliner le tronc en avant, de le faire renverser en arrière de manière à augmenter la cambrure de la région lombaire. Quoique cette position en tendant les muscles abdominaux détruisent en partie l'effet produit par la demi-flexion des jambes, cet auteur pensent que si l'on attire en même temps le bassin en avant, à l'aide de l'autre main passée derrière les reins on ramène le col plus au centre et on le rend plus facile à atteindre. On obtient un résultat analogue lorsque la femme est couchée, en lui recommandant de soulever le bassin et en la soutenant même dans cette posture, s'il est nécessaire, à l'aide d'un coussin ou en passant la main sous la région lombaire. Souvent à l'aide de cette manœuvre le doigt arrive facilement sur un col que jusque-là il était impossible d'atteindre.

La femme étant placée convenablement, l'indicateur sera préalablement enduit d'un corps gras, dans le double but de rendre son introduction plus facile et de s'opposer à l'absorption du virus syphilitique dans le cas où la femme ne serait pas saine et où l'accoucheur porterait au doigt quelque excoriation.

Pour introduire le doigt, on peut le tenir étendu et fortement écarté des autres, ou bien fléchir ces derniers de manière que le pouce se trouve caché dans la paume de la main. Le bord radial de l'indicateur, tourné vers le sommet de l'arcade du pubis, est d'abord porté sur le périnée ou à la partie postérieure de la vulve. On en ramène ensuite la pulpe en avant pour franchir la commissure inférieure et pénétrer dans le vagin en écartant doucement les grandes lèvres et en suivant l'axe du détroit périnéal. Le doigt sera ensuite dirigé de bas en haut et comme pour gagner l'angle sacro-vertébral.

Avant de chercher le col, le doigt en cheminant à travers les organes génitaux devra reconnaître l'état du rectum, du bas-fond de la vessie, des colonnes longitudinales du vagin et enfin la conformation des détroits et de l'excavation pelvienne. L'indicateur parvenu enfin jusqu'au col de l'utérus en constatera la forme, la longueur, la direction, la consistance, la régularité ; il constatera la longueur des lèvres du museau de tanche, le degré de l'ouverture de l'orifice utérin, enfin le poids de l'utérus lui-même en le soulevant légèrement, sa hauteur en tâchant de comprendre l'organe entre la main appliquée sur la région hypogastrique et le doigt appliqué sur le col, son développement ou son état de vacuité en tâchant de sentir le corps de l'organe à travers le cul-de-sac du vagin fortement repoussé.

Signes fournis par le toucher pendant les trois premiers mois de la grossesse. — Hippocrate et les anciens physiologistes ont avancé que, immédiatement après la fécondation, l'orifice vaginal de l'utérus se ferme pour retenir la liqueur séminale. D'autres accoucheurs ont remarqué que le col devient plus aigu dans le courant des deux premiers mois de la grossesse et qu'il prend la forme d'un cône dont la base serait tournée en haut.

Stein et Levret affirment que dans les deux premiers mois, la lèvre postérieure, naturellement plus courte, s'allonge et se met de niveau avec la lèvre antérieure. La fente du museau de tanche, au lieu d'être allongée, se transforme en un orifice régulièrement arrondi chez les primipares, irrégulier chez les femmes qui ont eu plusieurs enfants à cause des cicatrices qu'il présente. Chez ces dernières aussi, le col est plus volumineux, moins allongé, et présente un degré de ramollissement plus considérable vers la fin du troisième mois. On peut aussi quelquefois, si la femme est maigre et si les parois abdominales offrent une certaine souplesse, saisir l'utérus par son col et par son fond, le faire basculer en arrière, en apprécier la mobilité, la forme et le volume, et en mesurer d'une manière fort exacte la longueur et le poids. Le doigt peut déjà apprécier si l'organe est ou n'est pas dans l'état naturel et si la substance qu'il contient est solide ou non.

Mais il est des circonstances qui rendent plus ou moins difficiles l'appréciation de ces divers signes. L'épaisseur et la sensibilité des parois abdominales, la tuméfaction des grandes lèvres, la sensibilité du col de l'utérus sont autant de causes qui pourront entraver le diagnostic.

L'abaissement du col, sa densité, sa longueur et son volume présentent des variétés trop multipliées et peuvent dépendre de causes trop diverses pour qu'on puisse leur accorder une grande confiance. D'ailleurs, comme l'observe M. Velpeau, il faudrait avoir touché la même femme une ou plusieurs fois avant qu'on ne soupçonnât l'état de grossesse, pour que l'on pût apprécier ces légers changements.

La forme circulaire de l'orifice inférieur du col, la longueur égale des deux lèvres du museau de tanche se rencontrent si souvent chez les femmes qui ne sont pas grosses, chez celles qui ont eu plusieurs enfants ainsi que chez certaines jeunes filles encore vierges, qu'il n'est pas possible de leur accorder toute la valeur que Stein et M. Stoltz cherchent à leur donner.

Signes fournis par le toucher à la fin du quatrième mois. — A cette époque, les différences que présente la portion vaginale de l'utérus avec l'état de l'époque précédente ne sont pas assez tranchées pour que le toucher puisse les faire reconnaître. Mais ce mode d'exploration fournit à cette époque un signe d'une valeur bien plus grande que les autres, ce sont les mouvements passifs du fœtus et son déplacement au milieu du liquide contenu dans la matrice.

Ballottement. — Ce déplacement du fœtus et la sensation particulière qu'il donne au doigt qui explore a reçu le nom de *ballottement*. Pour obtenir ce résultat, la femme étant debout ou couchée, on introduit le doigt, sa face palmaire tournée en avant; on suit la partie postérieure de la symphyse du pubis jusqu'à ce que la pulpe du doigt indicateur rencontre une tumeur molle à la partie supérieure du vagin entre la symphyse du pubis et la lèvre antérieure. Alors on imprime au doigt un mouvement de flexion assez brusque d'arrière en avant et de bas en haut, tandis que l'autre main appliquée sur l'hypogastre maintient et refoule même en bas le fond de l'utérus à travers la paroi abdominale. Ce choc léger est communiqué au fœtus à travers la paroi utérine inférieure, et l'on sent alors que l'on déplace un petit corps entièrement libre au milieu du liquide. Mais à la fin du quatrième mois, il est rare que l'on sente le corps déplacé retomber sur le doigt; le produit est trop léger à cette époque pour que cette sensation puisse être perçue.

Plusieurs auteurs conseillent de porter l'extrémité du doigt non pas sur la portion antérieure du segment inférieur de l'utérus, ainsi que nous venons de le conseiller et que nous l'avons entendu professer à M. Paul Dubois, mais bien sur la portion postérieure de ce même segment. Il paraît que dans certains cas la sensation est plus évidente vers ce point que vers la partie antérieure. Mais en général elle m'a paru plus facile à obtenir dans le point que nous avons indiqué. Néanmoins, dans un cas où l'on conserverait quelque doute, il faudrait chercher alternativement en avant et en arrière du col, et peut-être la sensation deviendrait-elle plus évidente dans l'un que dans l'autre de ces deux points.

Plusieurs circonstances importantes à signaler peuvent apporter des difficultés pour la perception de ce signe, telles sont la distension extrême de l'utérus, l'épaisseur très-considérable de ses parois ou des parois abdominales, le déplacement du segment inférieur de la matrice par une tumeur. Certaines positions du fœtus, celles de la tête, par exemple, sont favorables au ballottement, tandis que d'autres, celles de l'extrémité pelvienne ou du tronc, en rendent la sensation presque impossible. La tête en effet pousse au-devant d'elle, dans l'excavation pelvienne, le segment inférieur de la matrice, qui peut être facilement atteint par le doigt, tandis que les autres parties, qui restent au-dessus du détroit supérieur, ne sont pas aussi facilement accessibles.

Il ne faut pas perdre de vue que certaines circonstances peuvent simuler le ballottement. Un calcul contenu dans la vessie ne pourrait donner le change qu'à un observateur bien peu attentif. Quant à l'antéversion de l'utérus avec mollesse du corps de l'organe, le déplacement du col fortement dirigé en arrière, la cessation du faux ballottement lorsqu'on viendrait à faire coucher la femme suffiraient pour faire éviter l'erreur. M. Chailly, qui a plusieurs fois observé des faits de ce genre, avoue cependant que dans ce cas la sensation est très-trompeuse.

Signes fournis par le toucher à la fin du cinquième mois. — L'utérus s'étant élevé au-dessus du détroit supérieur, le toucher fera reconnaître le col un peu plus élevé qu'à l'époque précédente. Le fond de l'utérus s'étant un peu incliné en avant et à droite, le doigt trouvera le museau de tanche un peu en arrière et à gauche. La portion vaginale du col a diminué de hauteur et a subi déjà un certain degré de mollesse. Le doigt introduit dans le cul-de-sac du vagin pourra faire reconnaître que la portion sus-vaginal du col utérin n'a encore rien perdu de son étendue. Chez les primipares, la portion vaginale a conservé sa forme régulière, elle est ramollie; les deux lèvres sont sur un même plan, mais l'orifice est encore fermé. Chez les femmes qui ont eu des enfants, le col est plus mou, il est bien moins long; l'orifice externe plus ou moins irrégulier est déjà entr'ouvert et permet l'introduction de la moitié de la première phalange du doigt.

La sensation du ballottement vaginal est plus nette qu'à l'époque précédente.

Signes fournis par le toucher à la fin du sixième mois. — Le toucher fait reconnaître à cette époque un ramollissement et une diminution encore plus grande en hauteur de la portion vaginale du col. L'orifice externe s'entr'ouvre de plus en plus; la première phalange peut s'introduire dans la cavité même chez les primipares, ce qui cependant est assez rare. Chez les femmes qui ont eu des enfants, le doigt pénètre jusqu'à la moitié du col; il peut même arriver jusqu'à l'orifice interne, mais il ne peut le franchir.

Le ballottement offre cela de particulier que le doigt qui a repoussé le fœtus le sent retomber si sa pulpe reste en contact avec le segment inférieur de l'utérus.

Signes fournis par le toucher à la fin du septième mois. — Le doigt à cette époque de la gestation rencontre le col fortement porté en arrière et à gauche; souvent même c'est avec peine qu'il peut l'atteindre. On trouve alors le col utérin réduit en totalité à douze ou quinze lignes de longueur, et cette diminution ne s'est effectuée qu'aux dépens de la portion vaginale. Chez les femmes qui ont eu des enfants, la portion vaginale est presque complétement effacée, et le doigt arrive jusqu'à l'orifice interne, qu'il peut même franchir si la femme a déjà eu beaucoup d'enfants.

Le ballottement devient de plus en plus évident, et le choc déterminé par le fœtus qui retombe sur le doigt se perçoit d'une manière bien plus distincte que dans la période précédente.

Signes fournis par le toucher à la fin du huitième mois. — Le col est de plus en plus dirigé en arrière et à gauche, ce qui le rend de plus en plus difficile à atteindre. Chez les femmes qui ont eu plusieurs enfants, il acquiert une mollesse si grande qu'il se confond avec les parois du vagin. Le doigt pénètre dans un orifice largement ouvert à la partie antérieure en avant duquel on sent un petit tubercule qui n'est autre chose que la lèvre antérieure presque entièrement effacée. Cet orifice est infundibuliforme et permet au doigt de franchir l'orifice interne complétement ouvert.

Mais ce qui caractérise surtout cette époque de la grossesse et ce que révèle le toucher, c'est le changement que commence à subir la portion sus-vaginale du col utérin. Jusque-là en effet les modifications dans la longueur du col ne portent que sur sa portion vaginale ; vers la fin du huitième mois, quelquefois fois même à huit mois et demi seulement, cette portion du col commence à se raccourcir. Antoine Dubois dans ses leçons cliniques avait constaté avec soin tout le parti que l'on peut tirer de l'exploration attentive de la portion sus-vaginale du col, et M. Paul Dubois a vérifié toute l'exactitude de cet excellent précepte.

On pensait autrefois que cette portion du col de la matrice fournissait à l'ampliation de la partie inférieure de l'utérus dès le sixième ou septième mois ; mais cette opinion a été réfutée par M. Stoltz, qui, même chez des femmes à terme, n'a pas toujours trouvé cette partie entièrement effacée. M. Paul Dubois partage l'opinion de cet accoucheur distingué, et M. Chailly a eu occasion de constater chez des femmes mortes dans le huitième mois de la grossesse que la portion sus-vaginale du col conservait encore son intégrité. Les anciens accoucheurs pensaient que la diminution de la partie supérieure du col s'opérait par une sorte d'évasement qui le faisait se confondre avec le segment inférieur de l'utérus ; mais il paraît bien démontré maintenant que c'est par suite d'un aplatissement qui rapproche peu à peu les deux orifices l'un de l'autre jusqu'à ce qu'ils n'en forment plus qu'un seul.

La sensation fournie par le ballottement vaginal présente aussi à cette époque une particularité qu'il faut noter. Le doigt sent bien qu'il soulève un corps lourd ; mais ce corps ne s'éloigne plus du segment inférieur pour venir s'y appliquer de nouveau. On concevra facilement ce phénomène en réfléchissant au mode de développement du fœtus, qui dans les derniers temps se fait avec une bien plus grande rapidité que celui de l'utérus. Le produit se trouve donc par ce fait plus à l'étroit que pendant les époques précédentes, et ses déplacements sont moins étendus et moins faciles.

Signes fournis par le toucher à la fin du neuvième mois. — Le col est presque complétement effacé chez les femmes qui ont eu plusieurs enfants ; l'orifice interne et l'orifice externe sont confondus et ne forment plus qu'une sorte d'anneau que le doigt franchit et au travers duquel il peut reconnaître la partie du fœtus qui se présente encore recouverte des membranes. Chez les primipares, la partie sus-vaginale conserve encore quelques lignes d'épaisseur ; mais la portion vaginale est complétement effacée, et les deux orifices ne sont plus séparés que par une très-petite épaisseur de tissus. Cependant l'orifice interne ne permet pas toujours l'introduction du doigt.

Quant au ballottement, comme le développement de l'utérus n'a pas suivi la même rapidité que celui du produit, il devient encore plus obscur que dans la période précédente.

Toucher anal. — Nous ne terminerons pas ce qui a rapport au toucher sans dire un mot du toucher par le rectum, qui peut fournir aussi quelques données précieuses pour le diagnostic de la grossesse. Ce mode d'exploration est, il est vrai, désagréable pour la femme qui s'y soumet; cependant certains accoucheurs, et M. Velpeau entre autres, regrettent qu'on n'y ait pas recours plus souvent.

Le toucher anal fera reconnaître d'une manière peut-être plus positive que le toucher vaginal la mobilité ou la fixité, les degrés d'inclinaison, la sensibilité de l'utérus, son volume et sa densité pendant les trois premiers mois de la grossesse ; à l'aide de ce moyen d'exploration, on pourra mesurer d'une manière plus exacte l'étendue de la paroi postérieure et du fond de l'utérus. Du reste nous conseillons de n'y avoir recours que dans ces cas douteux et embarrassants où le praticien sage ne doit négliger aucun des moyens de recherches que la science met à sa disposition.

B. *Exploration abdominale.* — L'exploration du ventre à l'aide de la main doit toujours être ajoutée au toucher; les signes qu'elle fournit sont beaucoup trop importants pour que l'on néglige de l'employer. Pour procéder à ce mode d'exploration, il faut que la femme soit couchée et que les muscles soient dans le plus grand relâchement possible, ce que l'on obtient en faisant fléchir les jambes sur les cuisses et ces dernières sur le bassin comme pour la réduction des hernies.

Le palper ou toucher abdominal peut s'opérer seul ou combiné avec le toucher vaginal.

Lorsqu'on emploie le toucher abdominal, on se sert ordinairement des deux mains, que l'on applique sur la paroi antérieure de l'abdomen en la déprimant avec plus ou moins de force. En pressant ainsi sur les muscles abdominaux, on peut découvrir le globe utérin et déterminer la hauteur à laquelle il est parvenu. On ne peut donc en tirer parti qu'après le quatrième mois, époque à laquelle l'utérus commence à s'élever au-dessus du détroit supérieur. Nous avons indiqué plus haut, en parlant des changements de situation que la matrice subit pendant la grossesse, les diverses régions que cet organe envahit successivement aux diverses périodes de la gestation ; c'est dans ces divers points que le palper abdominal retrouvera successivement le globe utérin, rattachant à chacun de ces degrés d'élévation chacune des époques correspondantes de la grossesse.

Le toucher abdominal peut aussi faire découvrir que l'utérus est distendu par un liquide et donner la sensation d'une fluctuation évidente.

Quand la matrice contient une grande quantité d'eau, on peut même dans certains cas, dit Désormeaux, en frappant l'abdomen du plat de la main comme pour reconnaître l'ascite, distinguer le flot du liquide et même le déplacement du fœtus, dont quelque partie vient frapper la main. Ce *ballottement*, que l'on pourrait appeler *abdominal* par opposition à celui que l'on obtient par le vagin, est un signe qui n'est pas à négliger.

Les mouvements actifs ou spontanés du fœtus sont aussi reconnus par le même mode d'exploration. Ces mouvements commencent à être perçus par la femme vers l'époque de quatre mois à quatre mois et demi. Ce dernier terme est même regardé comme le plus ordinaire. Cependant il n'est pas rare de voir des femmes qui sentent remuer vers l'époque de trois mois et demi ; on cite même des exemples de femmes qui ont senti ces mouvements dès la fin du troisième mois. Chez quelques autres au contraire ils n'ont été ressentis qu'à cinq mois et même plus tard. De La Motte, Burton, Baudelocque rapportent que des femmes sont accouchées d'enfants vivants quoique pendant tout le cours de leur grossesse elles n'aient pu percevoir aucun mouvement. La cause de ces variations paraît tenir au développement plus ou moins avancé du fœtus, à sa vivacité, à l'énergie de son système musculaire ainsi qu'à la sensibilité plus ou moins exquise de la femme. L'état de santé influe aussi beaucoup sur ces mouvements, et l'on sait combien la pléthore sanguine contribue à les diminuer. Aussi les voit-on se ranimer rapidement sous l'influence des évacuations sanguines pratiquées convenablement. M. Chailly rapporte le fait d'une femme enceinte de neuf mois qui jusque alors n'avait pas encore senti remuer et chez laquelle la saignée fut immédiatement suivie de mouvements spontanés de son enfant.

Les mouvements de l'enfant sont d'abord très-légers : les femmes comparent l'impression qu'elles ressentent à celle que produiraient des *pattes d'araignées*. Ils deviennent ensuite peu à peu plus forts, et enfin vers les derniers temps de la grossesse ils sont quelquefois portés à un tel point qu'ils deviennent douloureux pour la mère. A cette époque aussi on peut les distinguer à la vue, et l'on voit sous leur influence différents points des parois abdominales se soulever et se déprimer alternativement.

Le toucher abdominal sera donc mis en usage pour rechercher les mouvements spontanés du fœtus à dater du moment où ils commenceront à se manifester, car on ne peut pas s'en rapporter à cet égard aux simples assertions des femmes. Souvent en effet elles se laissent tromper par d'autres sensations, ce qui se conçoit chez celles qui n'ont pas encore eu d'enfants et ce qui arrive cependant aussi quelquefois chez celles qui en ont eu plusieurs. On a conseillé pour reconnaître les mouvements du fœtus à l'aide de l'exploration du ventre d'imprimer avec la main des secousses à l'utérus ou bien de le comprimer légèrement. Souvent il faut répéter la même manœuvre pour déterminer quelque mouvement de la part du fœtus. Morgagni conseille de refroidir la main dont on se sert, soit en la trempant dans l'eau froide, soit en la posant sur un corps froid, une table de marbre par exemple, avant de l'appliquer sur l'abdomen. Le conseil est bon, car l'impression du froid réussit souvent à déterminer des mouvements.

Le toucher abdominal combiné avec le toucher vaginal sert souvent à mesurer le diamètre vertical de la matrice, sa mobilité, ses adhérents et jusqu'à un certain point la nature de son contenu. Il offre cela d'avantageux qu'il peut être employé à toutes les époques de la gestation, tandis que le toucher abdominal seul ne suffit ordinairement qu'après le quatrième mois.

Pour procéder à l'exploration combinée, il faut placer l'indicateur dans le vagin aussi haut que possible derrière le museau de tanche, comme pour porter la matrice au-dessus du pubis. L'autre main, appliquée sur la région hypogastrique, déprime lentement mais avec énergie les parois abdominales de haut en bas et d'avant en arrière. Par ce moyen il est presque impossible de ne pas saisir l'utérus par ses deux points opposés, même dans l'état de vacuité. Veut-on chercher à déterminer la longueur de la matrice, le doigt qui refoule le col doit soulever la matrice de manière à lui faire suivre l'axe du détroit supérieur ; en même temps la main qui comprime l'hypogastre, placée à un pouce du pubis, presse aussi dans l'axe du détroit supérieur mais de haut en bas. Veut-on au contraire explorer les faces ou les bords de l'utérus, le doigt introduit dans le vagin poussera le col de manière à le rapprocher du pubis et à faire basculer l'utérus, tandis que la main qui presse la paroi abdominale restera très-rapprochée des os pour que l'extrémité des doitgs puisse se diriger soit en arrière vers la face antérieure du sacrum, soit fortement en bas comme pour gagner la vulve. La paroi antérieure du bassin n'ayant qu'un pouce et demi, et la main pouvant déprimer les parois abdominales jusque dans l'excavation au-dessous du détroit, les deux mains arrivent souvent à se rencontrer. Aussi est-il rare qu'un examen de ce genre pratiqué convenablement puisse laisser échapper un changement dans le volume et la forme de l'utérus, dans l'état des ovaires ou des annexes de l'utérus. M. Velpeau, qui attache une très-grande importance à ce dernier mode d'exploration, affirme, d'après sa propre expérience, que par ce moyen on pourra constater l'état de gestation chez autant de femmes dans le deuxième ou troisième mois que dans le quatrième par le toucher seul.

L'emploi du toucher combiné n'est pas applicable à tous les cas. Chez les femmes grasses, les parois abdominales sont tellement épaisses, elles sont quelquefois tellement denses et résistantes chez celles qui sont fortement musclées, qu'elles rendent la pression abdominale presque entièrement négative. Une grande irritabilité, une douleur dans quelque point du ventre, une altération organique d'un viscère, une grande quantité d'eau dans dans une matrice mince et qui contient un fœtus peu volumineux, sont autant de circonstances qui empêcheront de tirer de ce mode d'examen tous les avantages qu'il présente.

C. *Auscultation.* — L'auscultation appliquée à l'étude de la grossesse fournit des signes précieux sur lesquels il est utile de s'arrêter.

M. Mayor, de Genève (1), indiqua le premier ce mode d'exploration comme propre à révéler la vie du fœtus à une époque avancée de la gestation. Plus tard M. de Kergaradec (2) l'appliqua à l'étude de la grossesse. Depuis lors tous les accoucheurs se sont empressés d'y avoir recours, et tous s'accordent sur le rôle important qu'il doit jouer en tocologie.

L'auscultation révèle à l'oreille appliquée sur les parois de l'utérus deux bruits particuliers, l'un qui a été comparé à celui d'une respiration faible ou d'un soufflet, l'autre qui se compose d'un double battement très-rapide. Tous les accoucheurs s'entendent sur l'existence de ces deux bruits et sur la nature du second ; mais ils sont loin d'être d'accord quant à la cause et à la nature du premier.

a. Bruit de souffle. — Le bruit de souffle qui a reçu les divers noms de *battements avec souffle*, de *souffle placentaire*, de *souffle utérin*, est simple, isochrone au pouls de la mère et ne s'accompagne pas d'impulsion ou de choc. Le bruit est tout à fait analogue à celui que font entendre les contractions musculaires, les gros troncs artériels resserrés spasmodiquement, le cœur lui-même dans certaines affections ; il a surtout la plus grande analogie avec le susurrus particulier aux anévrysmes variqueux. Ce bruit diffère seulement de tous ceux auxquels nous venons de le comparer en ce qu'il est régulièrement intermittent.

Le souffle utérin peut être ordinairement reconnu dès que le fond de l'utérus est devenu accessible au stéthoscope, c'est-à-dire dans le commencement du quatrième mois, vers la quatorze ou quinzième semaine. Cependant M. Delens dit l'avoir entendu plus tôt, et M. Kennedy affirme l'avoir reconnu dès la dixième semaine. Ce bruit offre des variétés nombreuses. Généralement il est grave ; mais il n'est pas rare, ainsi que l'indique M. Paul Dubois, qu'il se termine par un petit sifflement aigu. Peu développé et obscur dans les premiers temps de la grossesse, le souffle utérin devient de plus en plus fort à mesure que celle-ci se rapproche de son terme. Mais d'autres causes inappréciables jusqu'ici en font encore varier l'intensité. Tantôt en effet il est très-sonore, tantôt au contraire il est très-faible, sans qu'on puisse apprécier la cause de ces différences. M. Paul Dubois a cru remarquer que la résonnance du bruit était presque toujours en rapport avec le développement des parois utérines, et qu'il n'était jamais plus distinct et plus sonore que chez les femmes dont l'utérus est développé par une grande quantité de

---

(1) *Bibl. de Genève*, t. IX, p. 249.

(2) *Mémoire sur l'auscultation appliquée à l'étude de la grossesse.*

liquide amniotique, pourvu toutefois que ses parois ne soient pas trop distendues et conservent encore quelque souplesse.

Le siége du bruit de souffle correspond ordinairement au milieu de la hauteur de la matrice sur les régions latérales ou antérieures. Il s'entend en général dans un espace de trois à quatre pouces en tous sens et quelquefois dans une étendue beaucoup moins considérable. Quelquefois le bruit s'entend sur plusieurs points éloignés les uns des autres; mais alors il n'a pas les mêmes caractères sur chacun de ces points. Signalons aussi une particularité remarquable, c'est que le bruit de souffle varie quelquefois de siége. Ainsi on ne le retrouve pas toujours sur le point des parois utérines où on l'avait entendu une ou plusieurs fois, et on l'entend sur quelques autres où on ne l'avait pas encore découvert. Il arrive quelquefois aussi qu'après avoir constaté son existence à plusieurs reprises, le même observateur ne peut plus le retrouver, quelque soit le point du ventre où il applique le stéthoscope; puis quelque temps après, le bruit renaît sous son oreille pour disparaître de nouveau ou pour changer de place. M. Chailly a souvent remarqué que ces changements coïncidaient avec un mouvement brusque du fœtus. Ajoutons encore que le souffle utérin n'est pas constant, et que chez certaines femmes on ne le rencontre jamais, quelle que soit l'époque de la grossesse à laquelle on les examine. MM. Velpeau, Paul Dubois et Chailly ont rencontré chacun un certain nombre de femmes chez lesquelles on n'a jamais pu en constater l'existence. Enfin terminons en disant que le bruit de souffle s'entend dans des cas où l'utérus est développé par un produit anormal, ou bien lorsque les ovaires ont acquis un développement considérable, ou bien encore lorsqu'il existe dans le bassin des tumeurs n'ayant aucune relation ni avec l'utérus ni avec les ovaires. M. Velpeau signale un fait de ce genre qu'il observa conjointement avec M. Rayer. Dans ce cas il existait des masses fibreuses qui n'avaient aucune continuité soit de tissu, soit de circulation avec la matrice : « Cependant, ajoute M. Velpeau, peut-être le bruit perçu par le stéthoscope différait-il d'un véritable bruit de soufflet. »

La cause du souffle utérin a beaucoup occupé les accoucheurs et a été le sujet de discussions nombreuses. Ce bruit étant parfaitement isochrone au pouls de la mère, dont il reproduit exactement soit la lenteur, soit la rapidité, soit les intermittences, il est évident qu'il se passe dans une partie du système vasculaire maternel. Aussi tous les observateurs sont-ils d'accord sur ce point; mais ils cessent de l'être quand il s'agit de déterminer le siége de ce bruit d'une manière plus rigoureuse.

M. de Kergaradec, M. Monod (1) et d'autres le considèrent comme produit exclusivement par la circulation placentaire ou par le passage du sang de la matrice dans les vaisseaux de l'œuf; mais cette opinion ne saurait être soutenue en présence des objections qui peuvent lui être

____

(1) *Répert. méd. chirurg.*, 1re année.

faites. S'il en était ainsi, le souffle devrait s'entendre toujours dans le même point pendant toute la durée de la grossesse, et nous avons vu que rien n'était moins fixe que le siége de ce bruit. Il ne devrait s'entendre que dans les cas où l'utérus contient un fœtus, et nous avons vu qu'on le retrouvait dans des cas où l'utérus est développé par un produit anormal, dans les cas de tumeurs ovariques ou autres occupant le petit bassin. Si Laënnec et Delens, qui disent l'avoir reconnu avant la fin du troisième mois, si M. Kennedy, qui dit l'avoir entendu dès la dixième, la onzième ou la douzième semaine, ne se sont pas mépris, on ne peut dès lors l'attribuer à la circulation utéro-placentaire. M. Velpeau pense que le passage du sang de la matrice au placenta ne peut en être la cause, car il n'y a point, suivant lui, de circulation directe entre la mère et le fœtus, et s'il en existe une entre l'œuf et l'utérus, elle est tout à fait capillaire. Enfin comment, en admettant la circulation placentaire comme cause de bruit de souffle, expliquer ces faits dans lesquels le bruit a pu être entendu après la délivrance et même quarante-quatre heures après l'accouchement, comme dans un fait observé par MM. Collins et Darley.

M. Paul Dubois, qui désigne sous le nom de *souffle utérin* le bruit qui nous occupe, le considère comme le résultat de la circulation utérine. Il appuie son opinion sur la disposition même de l'appareil vasculaire de l'utérus développé par la gestation : « Lorsqu'on examine avec
» soin, dit cet auteur, les vaisseaux de la matrice dans cet état, on
» remarque que les communications les plus directes et les plus nom-
» breuses existent entre les artères et les veines ; les parois de l'utérus
» semblent être transformées en un tissu érectile et parcourues par un
» grand nombre d'anévrysmes variqueux naturels. La colonne de sang
» qui parcourt les artères et leurs ramifications va se mêler, en passant
» directement dans les veines, avec les colonnes moins rapides et
» moins pressées que contiennent ces vaisseaux. » Pour M. Paul Dubois, cette circonstance est la véritable cause du bruit de souffle, et s'il s'entend en général avec plus de force dans la portion des parois utérines qui répond à l'insertion du placenta, c'est que là le développement des vaisseaux utérins et la disposition que signale le savant professeur sont plus remarquables que sur tout autre point. Le timbre particulier du souffle utérin semble être en harmonie parfaite avec la cause qui le produit. Il diffère un peu, suivant M. Dubois, des bruits de souffles ordinaires par une résonnance plus grande ; mais il offre l'analogie la plus parfaite avec le bruit de souffle que présente la varice anévrysmale, c'est-à-dire le passage du sang d'une artère dans une veine. La plupart des objections qui ont été faites à l'explication du bruit de souffle par la circulation placentaire tombent en présence de cette dernière manière de l'expliquer et de le comprendre. On n'aurait plus à lui opposer que ces cas de tumeurs développées dans le petit bassin, sans modification de l'appareil vasculaire de l'utérus, et dans lesquels on a pu

constater l'existence du souffle. Mais les faits de cette nature ne sont pas encore assez nombreux pour que l'on puisse affirmer que la nature du bruit est exactement la même et qu'il ne présente pas quelque nuance qui le distingue du souffle utérin proprement dit.

M. Haus, M. le professeur Bouillaud et d'autres avec eux assignent une toute autre cause au bruit de souffle observé pendant la gestation. Il est, suivant ces observateurs, le résultat de la compression des gros vaisseaux placés en arrière et sur les côtés de l'abdomen, l'aorte et les artères iliaques ; aussi l'un d'eux (M. Bouillaud) le distingue-t-il sous le nom de *souffle abdominal*. Mais si les battements avec souffle dépendaient de la compression des gros vaisseaux, ils devraient s'entendre dans tous les points des parois utérines, tandis que l'on peut avancer en règle générale qu'ils s'entendent le plus souvent dans un espace limité, et que le cas contraire est presque l'exception. De plus, ce bruit est superficiel, et il ne s'accroît pas par la pression de l'oreille sur l'utérus, ce qui devrait être si la compression des vaisseaux en était la cause. Il s'entend au contraire très-distinctement quand le stéthoscope est appliqué très-légèrement sur les côtés de l'utérus, et cesse d'être perçu lorsque l'instrument est appliqué fortement sur la face antérieure ou sur le fond de l'organe, c'est-à-dire sur les régions où une pression un peu forte augmenterait la compression des gros vaisseaux de l'abdomen. Enfin à toutes ces raisons on peut ajouter que si le souffle résultait de la compression, on devrait l'entendre aussi souvent dans les cas de tumeurs volumineuses de l'abdomen que dans la grossesse elle-même, et l'observation prouve le contraire.

Enfin M. Chailly cherche à concilier les opinions si différentes de MM. Bouillaud et Paul Dubois. Pour lui le bruit de souffle se passe dans les parois utérines et dans l'appareil vasculaire de l'organe ; mais sa cause déterminante est la compression qui s'exerce sur les parois utérines et non sur les gros vaisseaux voisins de l'organe. M. Chailly explique de cette manière, et sans admettre la compression des gros troncs artériels, pourquoi on entend le souffle dans les fosses iliaques lorsque la femme est debout, et pourquoi il s'entend plus haut et en arrière quand elle est couchée. Dans le premier cas les parois utérines sont comprimées par les parties qui les soutiennent, et dans le second elles le sont entre la paroi abdominale et les parties du fœtus. Cette compression est augmentée par le stéthoscope, et cette dernière circonstance lui paraît expliquer comment, en vertu d'un mouvement brusque du produit déplacé par l'instrument, ce bruit vient à cesser pour se manifester de nouveau sur un point tout opposé.

Malgré l'incertitude dont on ne peut se défendre au milieu de ces opinions diverses par rapport au siége du bruit de souffle, il n'en est pas moins vrai qu'il est d'une grande importance sous le point de vue du diagnostic de la grossesse, et, suivant M. Paul Dubois, il permet de la regarder comme presque certaine quand il se joint à d'autres signes qui déjà en faisaient présumer l'existence.

b. Double battement. — L'auscultation fait reconnaître pendant la grossesse un autre bruit dont la valeur sous le point de vue du diagnostic est encore bien plus grande que le souffle utérin. Ce bruit, désigné sous les noms de *doubles battements*, de *bruit cardiaque*, de *bruits du cœur*, qui peut être perçu quelquefois par une oreille très-exercée dès le quatrième mois, ne devient ordinairement bien distinct qu'à la fin du cinquième et souvent même entre le cinquième et le sixième. Il a la plus grande analogie, quant à son caractère essentiel, sa duplicité, avec celui que l'oreille perçoit au niveau de la région précordiale d'un adulte; mais il en diffère sous d'autres rapports. Il est plus faible, plus obscur, beaucoup plus précipité, et sous ce rapport on l'a comparé avec raison aux battements d'une montre. Quoiqu'il ne soit pas toujours facile de constater le nombre de ces pulsations, on le peut cependant dans la majorité des cas, et il varie de 130 à 150 par minute. Ce nombre est donc à peu près le double de celui des pulsations maternelles quand elles ont leur rythme normal. Le double battement présente aussi une variabilité remarquable: il est tantôt plus lent, tantôt plus rapide, et il peut arriver dans le cours d'une même exploration que la rapidité des pulsations s'accroisse au point d'en rendre l'énumération presque impossible, ou qu'elle se ralentisse d'une manière très-notable pour reprendre ensuite son rythme régulier.

Les doubles battements s'entendent en général sur la paroi antérieure et inférieure de l'abdomen, soit au-dessus de l'une des fosses iliaques, soit dans la région hypogastrique elle-même. Ce bruit n'est pas limité dans un point très-circonscrit; on peut au contraire presque toujours le percevoir dans un rayon de deux ou trois pouces autour du point où on l'entend avec le plus de netteté, et même dans une étendue beaucoup plus considérable quand les pulsations du cœur fœtal sont très-énergiques. Quelquefois les doubles battements s'entendent très-obscurément partout où il est possible de les percevoir. Les rapports très-variables du produit avec la région de la matrice qui s'appuie sur la paroi antérieure de l'abdomen, les variétés dans l'épaisseur des parois utérines, dans la quantité de liquide qui enveloppe le fœtus, la force ou la faiblesse de ce dernier expliquent assez bien les différences que nous venons de signaler. M. Paul Dubois fait remarquer aussi que les doubles battements se propagent beaucoup plus loin chez le fœtus que chez l'adulte, car ils peuvent être transmis par des régions de son corps fort éloignées de celle où son cœur est placé. Le peu de développement du thorax, la densité des poumons, l'attitude du fœtus, dont la tête et les extrémités fléchies sont appliquées contre la poitrine et y reçoivent l'impulsion du cœur, donnent parfaitement l'explication de ce phénomène. Enfin le même observateur dit avoir rencontré plusieurs fois une résonnance particulière ressemblant beaucoup au tintement métallique et qui accompagnait les doubles pulsations. Cette anomalie ne saurait être expliquée jusqu'ici, et dans un cas de ce genre la cavité abdominale du fœtus renfermait une grande quantité de sérosité.

Pour rechercher le double battement comme pour rechercher le souffle utérin, la femme peut être couchée ou debout si la grossesse est avancée. On peut se servir soit de l'oreille seule, soit du stéthoscope débarrassé de son embout. Après avoir senti la matrice, on le place d'abord à gauche, ensuite à droite, puis au milieu de l'hypogastre; on peut même l'appliquer sur les lombes, sur le sacrum, les crêtes iliaques, le devant du pubis et sur toute l'échancrure antérieure du grand bassin. Pour cette exploration, il n'est pas nécessaire que la femme soit découverte; mais il faut autant que possible que l'abdomen ne soit recouvert que d'une épaisseur de linge.

On comprend facilement toute l'importance de la perception des doubles battements sous le point de vue du diagnostic de la grossesse. C'est le signe le plus probant de la présence d'un fœtus. Ce qui surtout ajoute à l'importance de ce signe, c'est qu'à une période un peu avancée de la grossesse, il est très-rare qu'il ne soit pas perçu par une oreille un peu exercée. Ainsi sur cent quatre-vingt-quinze femmes examinées par M. Paul Dubois (1) depuis le septième jusqu'au neuvième mois de la gestation, cent quatre-vingt-cinq fois les pulsations fœtales ont été entendues, et dix fois seulement elles ont échappé, et sur quarante femmes parvenues à une époque intermédiaire entre le quatrième et le septième mois, vingt-sept fois l'auscultation a fait découvrir les doubles battements, et treize fois les investigations ont été sans résultat. M. Paul Dubois ajoute que ces explorations ont été faites à une époque où il n'était pas encore expérimenté et chez des femmes qui ne s'y prêtaient pas assez facilement pour que l'examen pût être renouvelé aussi souvent qu'il l'aurait désiré; aussi pense-t-il qu'après le quatrième mois et demi de la grossesse, les doubles battements ne doivent presque jamais échapper à des investigations persévérantes quand le fœtus est vivant. M. Chailly, se fondant sur un grand nombre d'observations faites à la clinique et dans ses cours particuliers, n'hésite pas à affirmer que toutes les fois que l'enfant est vivant, on doit toujours entendre les pulsations du cœur après le sixième mois. Mais cet auteur reconnaît aussi que la position du fœtus, l'interposition d'anses intestinales entre l'utérus et les parois abdominales, que les mouvements fibrillaires des muscles de cette paroi et que les borborygmes peuvent rendre moins facilement perceptible le bruit du double battement.

On a pensé que le siége du bruit cardiaque pouvait donner une connaissance exacte des rapports du fœtus avec les parois utérines et le bassin; mais il n'y a rien de certain à cet égard. Le point où les pulsa-

---

(1) *Dict. de méd.*, t. IV, art. *Grossesse.*

tions s'entendent avec le plus de force est très-problablement en rapport avec la poitrine du fœtus, mais non pas indubitablement avec la région dorsale, comme on l'a soutenu. Il n'est donc pas possible à l'aide de ce signe de décider si le dos du fœtus est en avant ou en arrière. Rappelons aussi qu'il est des cas où les pulsations sont obscures dans tous les points où on les entend, ce qui doit encore augmenter l'incertitude du signe. Mais si l'auscultation ne peut être utile pour faire reconnaître la position du fœtus, elle peut dans beaucoup de cas nous éclairer sur ses diverses présentations. Ainsi quand la tête répond au segment inférieur de l'utérus, la poitrine se trouvant en rapport avec un des points de la région antérieure et inférieure de la matrice, c'est là que s'entendent les battements du cœur du fœtus. Lorsque au contraire l'extrémité pelvienne sera en rapport avec le segment inférieur de la matrice, la poitrine du fœtus correspondant alors à une région beaucoup plus élevée de l'utérus, les battements se feront entendre au niveau et même au-dessus de la région ombilicale de la mère, suivant l'époque de la gestation.

La présence des doubles battements sert encore à constater la vie du fœtus, et suivant M. Paul Dubois, l'absence de ce signe, après des explorations multipliées et chez les femmes qui ont passé le quatrième mois de la gestation, est un signe presque certain que le fœtus est mort.

Enfin la présence des doubles battements peut aussi éclairer sur l'existence d'une grossesse multiple. Nous reviendrons sur ce signe dans le chapitre suivant.

§ IV. — *Grossesse multiple ou composée.*

La grossesse est dite *multiple* ou *composée* quand la matrice contient deux ou plusieurs fœtus. Les grossesses doubles ne sont pas très-rares. Sur 37,441 accouchements, la grossesse double a été observée 440 fois, d'après un relevé fait à l'hospice de la Maternité de Paris. Les grossesses triples s'observent aussi quelquefois; mais les grossesses quadruples sont assez rares pour qu'elles aient été révoquées en doute par quelques auteurs. Quant aux grossesses de six, de sept fœtus, il est bon avant d'y ajouter foi d'attendre des faits mieux observés que ceux très-rares qui ont été cités jusqu'à ce jour.

On a donné comme signes de la grossesse composée la plupart des phénomènes qui tiennent à la pression, au refoulement des parties molles du bassin et de l'abdomen, tels que l'existence des varices, l'œdème des membres inférieurs et des grandes lèvres, la dyspnée, la dyspepsie, la dysurie, la difficulté de marcher; mais ces symptômes s'observent fréquemment lorsque la matrice est fortement distendue, quelle que soit la cause de cette distension. D'un autre côté on les voit tantôt manquer dans des cas de grossesse multiple, tantôt se montrer chez des femmes qui ne portent qu'un seul enfant et dont l'utérus n'offre qu'un degré ordinaire de distension.

On a cherché à tirer aussi quelques signes de la forme du ventre. Son volume plus considérable, sa forme plus arrondie, moins saillante en avant et déprimée sur la ligne médiane, ne sont pas des signes plus certains que les mouvements fréquents du fœtus qui se font sentir des deux côtés de l'abdomen et dans des points éloignés. On les observe en effet isolés ou réunis chez des femmes enceintes d'un seul enfant, et on ne les retrouve pas dans des cas de grossesse multiple. Désormeaux (1), quoique reconnaissant l'incertitude de ces signes, convient cependant avec Baudelocque que leur réunion donne dans certains cas de fortes présomptions de l'existence de jumeaux.

Baudelocque pense aussi que le toucher peut fournir des données précieuses, mais seulement dans les derniers mois de la grossesse. Quand le développement de la matrice est assez considérable pour faire soupçonner l'existence de deux fœtus, s'il n'en existe qu'un il est très-mobile, et le ballottement est très-facile à déterminer; s'il y en a deux, au contraire, le mouvement est à peine sensible. On distingue facilement avec un peu d'habitude que celui des enfants que l'on agite à l'aide du toucher n'est environné que d'une petite quantité de liquide, et qu'il est embarrassé par un autre corps solide; mais Désormeaux oppose à la certitude de ce signe un fait qui s'est présenté à son observation. Dans ce cas il existait effectivement une grossesse double; mais il y avait en même temps une hydropisie dans chaque amnios. En percutant le ventre dans certaines directions, on sentait non-seulement le flot du liquide, mais encore le ballottement d'un fœtus qui venait frapper la main, et l'on ne pouvait distinguer qu'un seul fœtus à la fois.

Le toucher abdominal pratiqué dans un de ces moments où les parois de la matrice sont souples et comme distendues peut aussi faire distinguer dans certains cas les deux fœtus aussi clairement qu'on distingue dans d'autres circonstances les pieds, les genoux ou les bras de celui qui est seul. Ainsi il est possible quelquefois de reconnaître que vers le fond de la matrice il existe deux tumeurs, l'une sphérique solide constituée par la tête de l'un des enfants, l'autre solide, plus anfractueuse, présentant des parties mobiles et constituée par l'extrémité pelvienne du second enfant. De plus les mouvements actifs peuvent être perçus à la fois et avec la même énergie dans des régions de l'utérus assez éloignées l'une de l'autre. Cependant le palper abdominal ne peut pas toujours fournir des résultats aussi satisfaisants, car il est des cas où les fœtus sont placés l'un devant l'autre, et alors la main n'en peut faire découvrir qu'un seul.

L'auscultation peut quelquefois fournir des renseignements positifs. Lorsqu'on entend les battements du cœur avec leur summum d'intensité

---

(1) *Dictionnaire de médecine*, t. XIV., p. 366, art. *Grossesse*.

dans deux points de l'abdomen sensiblement distants l'un de l'autre, on peut être assuré qu'il existe deux fœtus, à moins qu'ils ne soient, comme nous venons de l'indiquer, placés l'un au devant de l'autre, car dans ce cas on ne pourrait entendre battre le cœur que de celui des deux qui serait en avant.

La plupart des accoucheurs se sont occupés d'une autre question relative au diagnostic de la grossesse, c'est de savoir s'il existe quelques signes propres à *reconnaître le sexe du fœtus* contenu dans la matrice. Qu'il nous suffise de dire qu'il n'est aucun moyen d'arriver à cette connaissance. Nous renvoyons le lecteur pour cette question à la plupart des ouvrages d'accouchement publiés jusqu'à ce jour et au traité de Ranchin *De morbis ante partum.*

§ V. — *Des maladies qui peuvent survenir pendant le cours de la grossesse.*

Les maladies propres de la grossesse ne sont pour la plupart que les phénomènes physiologiques dont nous avons parlé plus haut portés à un degré extrême par suite soit de la constitution même de la femme, soit de l'influence d'une cause extérieure. Quelques autres cependant sortent de cette catégorie. Nous allons les passer rapidement en revue.

A. *Lésions de la digestion.*— Le *ptyalisme*, qui s'observe le plus ordinairement pendant les premiers temps de la grossesse, n'offre pas de gravité dans la majorité des cas; cependant il peut se prolonger pendant toute la durée de la grossesse, devenir pour la femme une incommodité très-pénible et pour l'accoucheur le sujet d'inquiétudes sérieuses. M. Danyau fils a observé un cas, rapporté succinctement par M. Chailly, dans lequel la salivation s'est reproduite chez la même femme pendant trois grossesses successives et avec une durée successivement plus longue. Aucun remède ne put arrêter cette sécrétion excessive. L'eau glacée seule parut la supprimer; mais on fut bientôt obligé d'y renoncer à cause des symptômes graves qui se manifestèrent du côté de la poitrine.

Quand le ptyalisme devient un sujet d'inquiétude et de malaise pour la femme, il faut y remédier. Dans ce cas on a conseillé l'usage de la magnésie, du calomel, de manière à solliciter la sécrétion intestinale dans des bornes convenables; l'usage des gargarismes astringents et surtout des gargarismes alumineux a été aussi préconisé. Mais ces moyens sont souvent inefficaces, et M. Chailly a observé que le moyen le plus propre sinon à faire cesser du moins à modérer cette sécrétion était de faire tenir presque continuellement dans la bouche un morceau de gomme arabique ou de sucre candi.

Nausées et vomissements. — Ces accidents, qui constituent comme nous l'avons indiqué précédemment un des premiers signes de présomption de la grossesse, se manifestent chez presque toutes les femmes enceintes. Ils cessent ordinairement après le troisième ou le quatrième mois de la grossesse; quelquefois ils se prolongent pendant toute la durée de la gestation et ne cessent qu'à l'instant de l'accouchement et quelquefois même seulement après l'expulsion du fœtus, ainsi que l'a observé Désormeaux. Après avoir cessé à l'époque ordinaire, on voit chez certaines femmes les vomissements reparaître dans les derniers temps de la grossesse, ce que l'on attribue à la compression que l'utérus, en s'élevant dans la région épigastrique, exerce sur l'estomac. C'est ordinairement le matin que le vomissement a lieu, et alors les matières rejetées sont constituées par un liquide filant et glaireux. D'autres fois ils ont lieu indifféremment à toute autre heure de la journée et surtout après les repas; souvent les aliments sont rejetés, et certaines femmes peuvent à peine conserver de loin en loin quelques cuillerées d'eau sucrée, de bouillon ou de café au lait. D'autres fois au contraire les aliments sont conservés par l'estomac, qui ne rejette que des glaires transparentes; on voit même chez certaines femmes l'ingestion des aliments calmer et arrêter les vomissements. En général les efforts qui les accompagnent sont peu violents : c'est plutôt dans la majorité des cas une simple régurgitation. Cependant ils déterminent quelquefois des efforts si violents et si prolongés, que par suite des secousses qu'ils impriment à l'utérus, ils peuvent amener les contractions utérines et par suite l'expulsion du fœtus.

L'influence des vomissements sur la nutrition n'est pas la même chez toutes les femmes : chez quelques-unes, il produit une diminution peu sensible de l'embonpoint, chez d'autres au contraire un degré effrayant de maigreur et de faiblesse. Il est rare qu'il ait des suites fâcheuses, suivant Désormeaux. Cependant M. Chailly a vu des cas où cet accident aurait eu une issue funeste si l'art n'était parvenu à le modérer, et d'autres dans lesquels les femmes ont fini par succomber.

La cause des vomissements ne peut être attribuée, avec Boerhaave, à la pléthore, car ils se manifestent assez souvent dès le moment de la conception. Ils paraissent bien évidemment dus à l'action sympathique de l'utérus sur l'estomac, action plus marquée chez quelques femmes à cause de leur sensibilité plus grande, et chez d'autres à cause d'un état particulier de l'estomac qui le rend plus apte à recevoir l'influence de l'utérus. Chez la plupart la cause première est dans la matrice, qui se laisse distendre avec peine par le produit de la conception, jusqu'à ce que son tissu affaibli par un commencement d'extension cède ensuite avec plus de facilité. Chez une femme qui fut observée par Désormeaux, ces accidents furent poussés à l'extrême dans une première grossesse qui était double, et beaucoup moins graves dans plusieurs autres grossesses qui furent simples. La distension plus grande de l'utérus dans la première grossesse explique, suivant lui, la gravité plus grande des vomissements qui l'accompagnèrent.

Un régime doux, composé d'aliments de facile digestion et principalement d'aliments liquides, suffit quelquefois pour diminuer les accidents; mais il existe sous ce rapport de nombreuses exceptions. Chez beaucoup de femmes les aliments liquides excitent le vomissement, et les aliments solides sont seuls tolérés par l'estomac; chez un grand nombre aussi les aliments qui semblent les plus difficiles à digérer sont les seuls qui ne soient pas rejetés. Il faudra donc étudier avec soin ces aptitudes particulières de l'estomac et s'y conformer, car il vaudra encore mieux laisser prendre une mauvaise nourriture que d'en priver complétement l'estomac. M. Chailly dit s'être bien trouvé dans quelques cas des aliments froids et de l'administration de petits fragments de glace; quelquefois aussi il est parvenu à arrêter les vomissements par l'application brusque d'un morceau de glace sur la région épigastrique.

Quand le vomissement n'est pas pénible et qu'il n'entraîne pas les matières alimentaires, on doit prescrire une infusion aromatique légère, telle que celle de feuilles d'oranger, de tilleul, de camomille, de thé, etc.: l'éther, l'eau distillée de menthe poivrée produisent aussi un effet salutaire. Mais si le vomissement s'accompagne d'efforts violents, si les aliments sont rejetés, on doit avoir recours aux boissons froides, glacées, à l'usage des eaux gazeuses, des pastilles de Vichy. Les opiacés sont aussi recommandés : M. Chailly a fait usage avec succès du chlorhydrate de morphine sur la surface excoriée d'un vésicatoire placé à la région épigastrique. Dans ce cas on commencera d'abord à la dose d'un centigr. pour s'élever ensuite successivement à la dose de 4 ou 5 centigrammes par jour.

Si les vomissements s'accompagnent de douleurs et de tension à l'épigastre, on mettra en usage les cataplasmes arrosés de laudanum, les fomentations émollientes et les bains. Dans ce cas aussi, si les douleurs sont très-vives, une application de sangsues à la région épigastrique, une petite saignée du bras seront souvent d'un grand secours. Désormeaux, quoique partisan de l'application des sangsues, dit n'avoir jamais vu ce moyen faire cesser complétement les vomissements et conseille la saignée surtout chez les femmes dont la menstruation était abondante.

On a conseillé aussi d'autres moyens qu'il est bon de connaître et d'essayer : tels sont le vin d'Espagne, vanté par Mauriceau; les boissons alcooliques; le quinquina, que Désormeaux a employé avec succès dans des cas où il y avait quelque régularité dans le retour des vomissements, et enfin le sulfate de quinine, que M. Chailly a vu réussir également entre les mains de M. Honoré chez une dame qui donnait des inquiétudes sérieuses et chez laquelle les accidents avaient de la tendance à se reproduire à la même heure.

L'accoucheur ne devra négliger aucun de ces moyens; il devra les essayer tous, car parmi eux celui qui réussira le mieux est souvent celui sur lequel on aura le moins compté. Souvent ainsi on arrivera si non à faire disparaître entièrement les vomissements, du moins à les calmer et à conduire la femme sans lui faire perdre patience jusqu'à l'époque où les accidents cessent ordinairement d'eux-mêmes.

Mais il peut arriver que malgré tous les moyens mis en usage, les vomissements persistent avec une telle intensité que l'estomac refuse toute espèce d'aliment, soit solide, soit liquide. Alors survient un dépérissement graduel, et la mort ne tarde pas à terminer la scène. Les cas de ce genre, heureusement fort rares et dont Breschet, Dance et M. Chailly ont fait connaître des exemples, sont de nature à inquiéter vivement l'accoucheur. Que faire en présence d'accidents aussi graves et qui menacent de se terminer par la mort? L'homme de l'art restera-t-il simple spectateur ou bien aura-t-il recours à un moyen extrême, le sacrifice de l'enfant pour sauver les jours de la mère? M. Chailly, qui discute avec soin cette question importante, la résume en disant que sacrifier le produit dans ce cas, c'est se conformer aux devoir les plus sacrés de l'humanité.

Anorexie, aigreurs, appétits dépravés. — On observe chez beaucoup de femmes enceintes de l'inappétence ou du dégoût, surtout pour les substances animales. Cette disposition dépend ordinairement soit d'un état nerveux de l'estomac, soit d'un état saburral, soit enfin de la pléthore. Si l'anorexie paraît dépendre de la première de ces causes, on aura recours aux infusions antispasmodiques, à la liqueur anodine d'Hoffmann, au sirop d'éther ou bien au nitrate de bismuth. Si l'on soupçonne un état saburral, on combattra avec succès les accidents à l'aide des boissons délayantes, et s'il est nécessaire par les évacuants, tels que la rhubarbe, l'huile de ricin ou les sels neutres à petites doses. Quant aux vomitifs, il faudra les employer avec un extrême ménagement, s'en abstenir même chez les femmes délicates ou qui ont eu des avortements précédents, car les secousses que détermine le vomissement provoqué pourraient avoir une influence fâcheuse sur l'utérus et le produit qu'il renferme.

Les *aigreurs*, qui s'accompagnent d'un goût acide très-prononcé, se manifestent souvent pendant la grossesse : elles surviennent soit à jeun, soit après le repas. On les combattra avec avantage par les infusions amères et aromatiques, par les pastilles de Vichy, à la dose de trois ou quatre par jour, et par la magnésie, dont la dose variera d'un à quatre grammes par jour.

La *constipation* est très-commune chez les femmes enceintes. Elle survient surtout vers la fin de la grossesse et paraît dépendre de la compression que l'utérus exerce sur le rectum. Lorsque la constipation est portée très-loin, elle contribue puissamment à entretenir l'anorexie et détermine souvent de l'agitation et de l'insomnie. Les efforts violents qu'exige l'expulsion des matières fécales endurcies peuvent amener des hémorrhagies utérines et l'avortement. Ces efforts et la présence des matières accumulées dans l'intestin l'irritent sans cesse et sont une cause fréquente d'hémorrhoïdes. La constipation pendant la grossesse devra donc fixer l'attention de l'accoucheur. On aura recours dans ce cas à un régime doux composé d'herbages cuits, de fruits cuits ou bien murs; les lavements émollients ou rendus légèrement laxatifs par l'addition d'une certaine quantité d'huile, les suppositoires seront en même temps mis en usage. Cependant si les moyens précédents ne réussissent pas, il faudra administrer quelques légers purgatifs, tels que l'eau de Sedlitz ou l'huile de ricin à la dose de 12 ou 16 grammes. Quant aux purgatifs drastiques, il faut s'en abstenir, car ils pourraient dans ce cas déterminer des accidents fort graves.

B. *Lésions de la circulation*. — Pendant la grossesse, la circulation acquiert une activité plus grande que dans l'état ordinaire : le pouls devient plus fréquent, plus dur, plus résistant, et le sang tiré de la veine présente souvent la couenne inflammatoire. Dans la plupart des cas, cet état, qui a de l'analogie avec la pléthore, n'exige aucun traitement; mais s'il est exagéré et s'il donne lieu à quelques accidents, il mérite une attention toute particulière, car c'est un véritable état pléthorique qu'il faut combattre.

La *pléthore* peut être générale et se manifester par des troubles généraux, ou bien être locale, et alors chez les femmes enceintes elle se manifeste le plus ordinairement par des troubles du côté de l'utérus.

La pléthore générale est caractérisée par la plénitude, la dureté du pouls, la pesanteur de tête avec de la somnolence et des vertiges lorsque le corps est penché, quelquefois par des douleurs dans les gencives, enfin par de légères épistaxis, des vertiges et la coloration du visage. C'est ordinairement vers l'époque du sixième ou du septième mois que les symptômes de la pléthore se manifestent; cependant on les observe quelquefois à toutes les époques. Quoique cet état puisse durer longtemps sans déranger la santé, il faut cependant le combattre, car souvent il finit par se localiser et par donner lieu à des congestions ou à des hémorrhagies dont les plus graves sont l'hémorrhagie cérébrale et la métrorrhagie. Le traitement à opposer à la pléthore générale consiste dans un exercice régulier, un régime peu nourrissant, des boissons rafraîchissantes et enfin l'emploi de la saignée. La saignée du bras est celle qui mérite la préférence. La quantité de sang tiré doit être assez grande pour faire cesser l'état pléthorique, mais pas assez pour affaiblir, et l'on s'accorde généralement à dire que les saignées trop copieuses sont nuisibles pendant la grossesse.

La pléthore utérine est caractérisée par un sentiment de pesanteur, de gêne dans les régions hypogastrique et inguinale, par des douleurs lombaires, et enfin par des contractions utérines et même un léger écoulement sanguin par la vulve si on ne remédie pas promptement aux premiers accidents. Le fœtus ressent aussi quelquefois l'influence de ce trouble de la circulation de la mère: ses mouvements d'abord précipités deviennent de plus en plus faibles et cessent même quelquefois complétement. La saignée générale est encore le meilleur moyen à mettre en usage. car dans ce cas elle est à la fois déplétive et révulsive. Lorsqu'un léger écoulement sanguin se sera manifesté, outre la saignée, il faudra recommander à la femme de rester étendue sur une chaise longue ; la partie inférieure du corps, les pieds et les jambes seront couverts de vêtements très-légers ; enfin les boissons et les aliments seront pris à une température presque froide. Si cet écoulement se manifestait à l'époque où les règles se montraient avant la grossesse, il faudrait avoir recours à toutes ces précautions huit ou dix jours avant l'époque menstruelle et pratiquer une petite saignée que l'on renouvellerait pendant plusieurs mois.

Anémie. — Un état tout opposé à celui de la pléthore peut survenir chez les femmes enceintes. Quelquefois cet état précédait la grossesse et n'a pas été modifié par elle. Il faut alors que l'accoucheur se mette en garde contre les symptômes qu'il pourrait attribuer à l'état pléthorique, tels que la céphalalgie, les palpitations, les lassitudes générales. Le traitement de la pléthore aggraverait les accidents, loin de les calmer. Mais la décoloration de la peau et des membranes muqueuses, le bruit de souffle dans le cœur et les gros vaisseaux ne permettent pas de confondre ces deux ordres d'accidents. L'eau ferrée, les eaux de Spa, de Passy, le sous-carbonate de fer à la dose de 25 à 30 centigrammes administrés deux fois par jour, suffiront ordinairement pour dissiper la maladie. On devra aider l'action de ces médicaments par un régime substantiel, des vins généreux, un exercice régulier et quelquefois par le séjour à la campagne.

Hémorrhagies. — L'épistaxis a lieu très-souvent pendant la grossesse. Ordinairement l'écoulement sanguin est peu abondant, et la saignée n'empêche pas ses retours. Rarement l'hémorrhagie est portée au point de devenir inquiétante, et elle doit être considérée plutôt comme une évacuation utile que comme une véritable maladie. La gêne apportée dans la circulation des parties sous-diaphragmatiques et dans la circulation pulmonaire par suite du développement de l'utérus est évidemment la cause de cet accident. L'hémoptysie et l'hématémèse se montrent aussi quelquefois pendant le cours de la grossesse. Quand ces accidents l'ont précédée, la complication de grossesse rend le traitement de ces hémorrhagies plus difficile et moins efficace ; quelquefois même, surtout dans les derniers temps de la gestation, les accidents sont tellement graves et tellement réfractaires à toute espèce de traitement, qu'on ne peut espérer de sauver les malades qu'en débarrassant l'utérus et en déterminant l'accouchement prématuré.

Varices. — Les femmes enceintes sont souvent affectées de varices qui se montrent non-seulement aux jambes, mais qui s'étendent souvent jusqu'à la partie supérieure des cuisses, aux grandes lèvres et au vagin. Ordinairement la dilatation veineuse ne se manifeste que d'un seul côté, ou bien elle est beaucoup plus prononcée d'un côté que de l'autre ; elle correspond toujours au côté vers lequel s'incline l'utérus.

En général elles disparaissent après l'accouchement. Cependant quand elles se sont renouvelées pendant plusieurs grossesses successives, il est rare qu'elles ne persistent pas. Leur présence s'accompagne d'une douleur incommode et gêne souvent la marche. Quelquefois elles se rompent et peuvent donner lieu à des hémorrhagies graves et même rapidement mortelles. Ainsi l'on a vu la rupture de la veine iliaque interne amener en peu de temps la mort chez une femme arrivée à la fin de sa grossesse. M. Chailly rapporte aussi, d'après M. Paul Dubois, l'exemple d'une femme enceinte employée à la Maternité qui se heurta la jambe contre un meuble et qui eut une hémorrhagie mortelle par suite de la rupture d'une veine variqueuse.

Le repos, au lit la situation horizontale, la suppression des vêtements qui pourraient gêner la circulation, suffisent ordinairement pour empêcher les progrès du mal. Si la femme est pléthorique, on aura recours avec avantage à la saignée. Enfin il est quelquefois nécessaire de mettre en usage l'application méthodique d'un bandage roulé ou d'un bas lacé sur le membre malade.

Œdème. — L'œdème, qui se manifeste à une certaine époque de la grossesse sur les membres inférieurs et sur les grandes lèvres, reconnaît pour cause la compression qu'exerce l'utérus sur les veines iliaques et sur les vaisseaux lymphatiques et la gêne qu'il détermine dans la circulation abdominale. Cependant comme cette gêne est à peu près la même chez les femmes enceintes et que toutes ne sont pas affectées d'œdème, il faut admettre le concours de quelques autres causes, telles que la constitution particulière de la femme, le peu d'énergie du système vasculaire, la conformation du bassin qui contribue quelquefois à rendre plus énergique la compression de l'utérus sur les vaisseaux. De La Motte a cru observer que les femmes chez lesquelles cet accident se montre ne sont pas sujettes aux vomissements. Ordinairement borné aux membres inférieurs et à la vulve, l'œdème s'étend quelquefois jusqu'à la partie inférieure de l'abdomen, et quelquefois même il devient général.

Quand l'œdème est borné, il n'exige aucun traitement spécial ; mais s'il est considérable, s'il détermine de la gêne et de la douleur, s'il tend à devenir général, il faut avoir recours aux diurétiques, aux résolutifs et aux purgatifs.

L'infiltration générale peut entraîner la mort de la femme avant qu'elle soit parvenue au terme de la grossesse; mais ordinairement l'œdème ne parvient à ce degré inquiétant qu'après le terme de la viabilité du fœtus, ainsi que le fait observer M. Chailly. Si tous les moyens avaient échoué et que la vie de la femme courût un danger imminent, on devrait avoir recours à l'accouchement prématuré.

Hémorrhoïdes. — L'état de constipation habituel des femmes enceintes semble être, plutôt que la compression exercée par l'utérus sur les vaisseaux du bassin, la cause des hémorrhoïdes si fréquentes pendant la grossesse. Souvent très-douloureuses, les hémorrhoïdes sont dans quelques cas un véritable tourment pour les femmes enceintes. C'est en vain le plus souvent que l'on tenterait de les guérir entièrement pendant le cours de la gestation. Quelques auteurs avancent même que de pareilles tentatives ont été suivies d'accidents, et Levret dit avoir rencontré plusieurs exemples funestes de la guérison subite des hémorrhoïdes dans des circonstances semblables. Le médecin se bornera donc à dissiper les douleurs dont elles sont le siége, tout en combattant avec soin la constipation. Les embrocations, les bains, les cataplasmes émollients et anodins, les suppositoires avec le beurre de cacao seront successivement employés. Quand le gonflement est très-considérable, la saignée générale peut être avantageuse. On a conseillé aussi dans ces cas l'application des sangsues dans le voisinage des tumeurs ; mais on ne saurait être trop circonspect dans l'emploi de ce moyen, qui exercé par des mains peu expérimentées pourrait devenir une cause d'avortement.

C. *Lésions de la respiration. — Dyspnée.* — Le refoulement du diaphragme dans les derniers mois de la grossesse rend la respiration difficile, surtout chez les femmes d'une petite stature ou dont l'utérus a acquis un développement considérable. La mauvaise conformation de la poitrine, les maladies du poumon ou du cœur, la pléthore, sont autant de circonstances qui augmenteront la gêne de la respiration chez les femmes enceintes. Dans ces cas elle peut être portée au point de menacer la femme de suffocation. Désormeaux rapporte l'observation d'une femme dont la taille était contrefaite et qui fut obligée pendant les deux derniers mois de sa grossesse de conserver continuellement la position verticale. La moindre inclinaison du corps en arrière déterminait la suffocation ; la face était tuméfiée et les lèvres bleuâtres. Cette femme fut obligée de rester debout pendant toute la durée du travail, qui ne put être terminé que par la perforation du crâne. Elle succomba trois jours après l'accouchement et sembla s'éteindre par une asphyxie lente.

La saignée générale est le seul remède qui puisse procurer du soulagement, car elle dissipe la pléthore générale et dégorge les vaisseaux pulmonaires. On doit aussi conseiller un régime doux, éviter de distendre l'estomac par des aliments trop abondants, et faciliter le jeu des poumons par une position convenable et par la suppression des vêtements qui pourraient comprimer la poitrine ou l'abdomen.

Toux. — Rarement elle dépend de la grossesse. Cependant chez certaines femmes la gestation détermine une petite toux sèche et nerveuse qui devient quelquefois incommode. Cette toux, suivant le docteur Gunning-Bedfort, peut dépendre uniquement du refoulement du diaphragme par l'utérus dans les derniers mois de la grossesse, car on la voit disparaitre souvent dans le courant du neuvième mois, lorsque l'utérus s'affaisse sur lui-même. M. Chailly dit avoir constaté la vérité de cette assertion chez des femmes qui avaient déjà eu des enfants, ce qui s'explique par l'abaissement de l'utérus plus fréquent et plus considérable chez ces dernières que chez les primipares. Mais il est bien plus fréquent de voir la toux ne disparaître qu'après l'accouchement, et c'est probablement ce qui a accrédité l'opinion populaire que la toux ne disparaît pas pendant la grossesse. Cet accident doit cependant attirer l'attention du médecin, car les secousses violentes que la toux imprime aux viscères abdominaux et surtout à l'utérus peuvent déterminer des métrorrhagies et l'avortement. En outre elle devient souvent fort incommode en déterminant l'expulsion involontaire de l'urine.

Si la toux paraît dépendre de l'état pléthorique, la saignée pourra être utile. Le traitement du reste devra varier suivant l'affection principale à laquelle la toux paraîtra se lier.

D. *Lésions des sécrétions et des excrétions. — Dysurie, incontinence d'urine.* — L'utérus par suite de son développement comprime la vessie et produit la nécessité de rendre fréquemment les urines. Si la compression porte principalement sur le col de la vessie et sur le méat urinaire par suite de la disposition du bassin ou de la direction de l'utérus, il y aura de la dysurie ou de l'ischurie. La pression et le séjour prolongé des urines déterminera bientôt l'inflammation de la membrane muqueuse et produira la strangurie. Ces accidents se manifestent à quatre ou cinq mois chez les femmes dont le bassin est vaste et permet à l'utérus de séjourner jusqu'à cette époque dans l'excavation pelvienne, et dans les trois derniers mois quand l'utérus, s'élevant au-dessus du détroit supérieur, comprime le corps de la vessie contre la paroi antérieure de l'abdomen ou le col de l'organe contre le bord supérieur du pubis. Dans le premier cas, les accidents cessent quand la matrice s'élève au-dessus du détroit supérieur; dans le second au contraire ils durent jusqu'à l'accouchement. La rétroversion de l'utérus, l'inflammation causée par des hémorrhoïdes, la présence d'un calcul peuvent aussi déterminer les mêmes troubles du côté de la vessie.

La nécessité de rendre fréquemment l'urine, lorsqu'elle est même portée au point d'être une véritable incontinence, est plutôt une incommodité qu'une maladie; elle dure jusqu'à l'accouchement et disparaît ensuite d'elle-même. On aura recours aux boissons rafraîchissantes et aux bains de siége émollients pour dissiper l'irritation du méat urinaire. S'il y a une antéversion prononcée de l'utérus, la femme devra garder aussi fréquemment la position horizontale et soutenir l'abdomen à l'aide d'un bandage convenable.

La rétention d'urine peut être portée quelquefois très-loin. On voit dans quelques cas la vessie distendue remonter jusqu'à l'ombilic et même plus haut; alors on peut craindre la rupture de l'organe, ainsi que l'ont vu Van Dœveren et d'autres observateurs. Quelquefois dans ces cas on facilite la sortie de l'urine en soulevant l'utérus à l'aide d'un ou deux doigts introduits dans le vagin. Lorsque ces moyens ne réussissent pas, il faut avoir recours au cathétérisme, que l'on répète plusieurs fois par jour.

Quand les urines sont troubles et chargées de flocons blanchâtres, quand leur émission s'accompagne de cuissons et d'un sentiment de brûlure, il existe une affection catarrhale de la vessie. M. Chailly dit en avoir observé plusieurs exemples dans les salles de la clinique d'accouchement. Dans ce cas on devra insister sur les boissons adoucissantes et sur l'usage des bains fréquemment répétés.

Hydropisie de l'amnios. — On observe quelquefois une hypersécrétion de la membrane amniotique pendant le cours de la grossesse, et elle peut être portée au point de déterminer une véritable hydropisie. Chez quelques femmes, on voit se renouveler le même accident à chaque grossesse. On l'a successivement attribué à l'inflammation de la membrane amniotique, à l'infection syphilitique ou à toute autre cause capable de diminuer l'action de l'utérus, et enfin à une maladie de l'œuf préexistant dans l'ovaire. Tous les âges, toutes les constitutions, toutes les époques de la grossesse ont présenté des exemples de cette maladie. Cependant on ne l'observe guère qu'à partir du cinquième ou du sixième mois. Les signes de cette affection sont : un volume considérable du ventre et qui n'est pas en rapport avec l'époque de la grossesse, une fluctuation obscure, les mouvements du fœtus perçus obscurément par la mère et par l'accoucheur, le ballottement qui est bien plus facile que dans les cas ordinaires, enfin le développement considérable du segment inférieur de l'utérus et sur lequel le doigt peut percevoir quelquefois une véritable fluctuation. La fluctuation obscure et la facilité avec laquelle on peut sentir et circonscrire les parois de l'utérus distinguent cette maladie de l'ascite compliquant la grossesse, car dans ce dernier cas la fluctuation est facile à percevoir.

La sécrétion urinaire diminue ordinairement dans cette maladie, et les membres inférieurs sont moins sujets à l'infiltration que dans les grossesses ordinaires. Quelquefois dans une période avancée de la maladie il survient des douleurs probablement produites par la distension de l'utérus. L'hydropisie de l'amnios prédispose la femme aux hémorrhagies utérines ; elle rend le travail plus long, car l'utérus distendu outre mesure a perdu de sa contractilité ; enfin elle est une cause assez fréquente d'avortement, quoique cependant les femmes qui en sont atteintes parviennent quelquefois jusqu'au terme de la grossesse.

S'il y a des symptômes d'inflammation ou de pléthore, on aura recours aux saignées locales ou générales ; si l'on soupçonnait une infection syphilitique, les mercuriaux devraient être mis en usage. Dans tous les cas on se trouverait bien de l'usage répété des laxatifs. Les diurétiques paraissent être sans action sur cette espèce d'hydropisie.

Si la maladie, malgré l'emploi de ces moyens, arrivait au point d'apporter une gêne considérable dans la respiration et l'hématose, on devrait alors rompre les membranes lorsque l'époque de la grossesse et l'état de l'orifice le permettent. On a conseillé aussi dans ces cas graves la ponction de l'utérus au voisinage du col. Scarpa ne considère pas cette opération comme grave et rapporte plusieurs observations où elle a été pratiquée avec succès. Néanmoins, et c'est l'avis généralement reçu, il ne faudrait y avoir recours qu'à la dernière extrémité.

Hydrorrhée. — On observe quelquefois chez les femmes enceintes l'écoulement d'un liquide tantôt limpide, tantôt jaunâtre ou rouillé par suite de son mélange avec une certaine proportion de sang. La quantité du liquide est très-variable et peut aller quelquefois jusqu'à mouiller plusieurs serviettes par jour. Tantôt il s'écoule goutte à goutte, tantôt il s'échappe tout à coup et abondamment ; dans quelques cas l'écoulement n'a lieu qu'une fois ; dans d'autres il se renouvelle à plusieurs reprises ou bien ne discontinue pas. Ordinairement il n'y a pas de douleurs ; mais quelquefois on en observe à la suite d'une évacuation brusque et abondante.

On a cherché à expliquer cet écoulement par une accumulation de liquide entre le chorion et l'amnios, et la rupture du chorion et de la caduque ; par des hydatides ; par la rupture d'un ou plusieurs vaisseaux lymphatiques ; par la transsudation des eaux de l'amnios à travers les membranes ; par une rupture de l'allantoïde ; par la déchirure des membranes dans un point éloigné du col, et enfin par le développement d'une hydromètre. Mais si ce phénomène reconnaissait pour cause une de ces maladies, il devrait presque toujours déterminer l'avortement, et l'observation prouve que chez presque toutes les femmes qui l'ont présenté la grossesse est parvenue à terme.

M. Nœgèle pense que ces pertes d'eau sont dues à l'écoulement d'une certaine quantité de liquide amassé entre les membranes de l'œuf et la surface interne de l'utérus, et il explique ce phénomène de la manière suivante : « On pense généralement que le liquide amniotique fourni par les vaisseaux lymphatiques utérins arrive par endosmose dans l'intérieur des membranes. Si par suite d'une inflammation légère de la surface interne de l'utérus, les membranes ont été décollées dans une petite étendue, le liquide, au lieu d'arriver dans l'œuf, s'accumule dans ce point décollé jusqu'à ce que l'utérus distendu réagisse sur lui et l'expulse. Cette expulsion a lieu par suite de contractions qui poussant le liquide le forcent à décoller de proche en proche les membranes jusqu'à ce qu'il arrive au col. à travers lequel il s'échappe. » M. Nœgèle attribue cet accident à l'inflammation des membranes et conseille l'emploi des saignées générales et d'une diète sévère. M. Chailly, qui ne partage pas l'opinion du savant accoucheur allemand sous ce dernier point de vue, pense comme lui que l'eau qui s'écoule ainsi pendant la grossesse ne provient pas de l'intérieur des membranes, mais bien de la surface interne de la matrice. Il cite à l'appui de cette opinion deux cas dans lesquels l'écoulement qui avait eu lieu pendant la grossesse continua après l'accouchement.

L'accident qui nous occupe n'est pas grave par lui-même ; mais il peut le devenir par ses conséquences, qu'il faut prévenir. Comme il peut déterminer des contractions utérines et par suite l'expulsion du produit, il faut lorsque des douleurs surviennent condamner la femme au repos absolu et avoir recours à des quarts de lavements additionnés de dix ou quinze gouttes de laudanum. S'il y a des signes de pléthore, la saignée sera parfaitement indiquée.

E. *Lésions de la locomotion. — Disposition aux chutes.* — La marche est moins assurée chez les femmes pendant la grossesse, et elles sont plus exposées pendant cette période de leur vie à des chutes qui ont souvent des résultats funestes. La proéminence de l'abdomen, qui empêche les femmes d'apercevoir les obstacles que peuvent rencontrer leurs pieds, l'augmentation du poids du corps, la posture que les femmes sont forcées de prendre pour conserver l'équilibre, la pression exercée par l'utérus sur les nerfs cruraux et ischiatiques et qui détermine une espèce de paralysie incomplète des membres inférieurs, expliquent cette incertitude de la marche. Il faut donc que les femmes enceintes redoublent de précaution et que dans leurs promenades elles aient recours à l'appui d'un bras ou d'un soutien quelconque si leur marche est mal assurée.

Relâchements des symphyses. — Les ligaments qui unissent les os du bassin subissent pendant la gestation un certain degré de ramollissement; mais dans les cas ordinaires, ce ramollissement n'est jamais assez considérable pour augmenter même de quelques millimètres les diamètres du bassin. Mais il est des cas où ce ramollissement est tel qu'il devient une maladie véritable et digne d'attirer toute la sollicitude de l'accoucheur.

Cette maladie, dont les causes sont peu connues et qui a été attribuée au rachitisme, est caractérisée à son début par des douleurs sourdes dans les reins, les hanches, les cuisses et les articulations du bassin; les mouvements deviennent difficiles et douloureux pendant la marche et même lorsque la malade est couchée dans son lit. Enfin si la maladie fait des progrès, soit par suite d'une disposition particulière de la femme, soit par suite des grossesses successives, le relâchement des symphyses peut devenir tel qu'en faisant exécuter des mouvements aux membres inférieurs, on détermine un bruit de craquement dépendant du frottement des surfaces articulaires.

Si le relâchement des symphyses est porté pendant la grossesse à un degré capable d'attirer l'attention de l'accoucheur, il faut condamner la femme au repos le plus absolu dans une position horizontale. S'il y a quelques signes d'inflammation, on aura recours en même temps aux saignées locales répétées, et surtout aux bains, avec la précaution d'éviter à la femme les grands mouvements pour y entrer ou en sortir. S'il n'existe pas de symptômes inflammatoires, il faudra employer au contraire des applications astringentes, telles que des compresses trempées dans la décoction vineuse de roses de Provins, de tan, de quinquina. En même temps un bandage de corps convenablement fixé autour du bassin exercera sur les os qui le composent une compression douce et graduée. L'usage d'un régime tonique devra en même temps seconder l'action de ces moyens locaux. On a conseillé aussi dans ces cas l'usage des bains froids et des bains de mer, et enfin dans ces derniers temps l'usage prolongé pendant toute la grossesse de l'iodure de potassium à la dose de 25 à 50 centigrammes et même d'un à 4 grammes par jour dans un verre d'eau sucrée.

Vices de conformation du bassin sous le point de vue des indications qu'ils présentent à remplir pendant la grossesse. — Vices par excès d'amplitude. — Nous avons indiqué plus haut (*Vices de conformation du bassin*) les inconvénients qui pouvaient résulter pendant la grossesse de ce genre de viciation du bassin. Il nous reste à indiquer ici les indications que l'accoucheur peut avoir à remplir.

La femme chez qui on aura constaté une amplitude trop grande du bassin devra dès le début de la grossesse garder le repos sur une chaise longue, jusqu'après le cinquième mois, pour s'opposer à l'abaissement de l'utérus. De temps en temps, le toucher sera pratiqué afin de s'assurer si l'utérus n'éprouve pas quelque déplacement et s'il jouit toujours de sa mobilité dans l'excavation. S'il y avait un peu d'abaissement de l'utérus, on pourrait, à l'aide d'une éponge fine en forme de champignon et introduite dans le vagin, favoriser l'ascension de l'organe. Cette éponge devrait être souvent retirée pour être lavée avec soin, et dans certains cas même on pourrait l'imbiber fréquemment de liquides légèrement astringents.

Mais si l'abaissement de l'utérus n'a pas été soupçonné, si la femme ne vient réclamer les secours du médecin que quand cet abaissement a eu lieu et quand la matrice, ayant déjà subi un degré plus ou moins considérable d'antéversion ou de rétroversion, commence à être gênée dans l'excavation pelvienne, il faudrait alors chercher à soulever et à redresser l'utérus à l'aide d'un doigt ou de la main entière introduits dans le vagin. On parvient ainsi à élever l'utérus au-dessus du détroit supérieur, sur lequel il pourra ensuite se maintenir de lui-même. S'il y a une antéversion prononcée, on conseille de soulever l'organe à l'aide d'une petite tige en bois garnie d'un tampon de linge à son extrémité, pendant qu'avec l'index de l'autre main on tâche d'attirer d'arrière en avant le col de l'organe. Dans le cas de rétroversion, quelques doigts seront introduits en arrière ou même dans le rectum pour soulever le fond de l'organe, tandis que l'on cherchera à repousser d'avant en arrière le col de l'organe. Mais il ne faut pas se dissimuler que cette réduction offre quelquefois des difficultés fort grandes, surtout lorsque l'utérus, déjà développé, se trouve solidement retenu par les parois de l'excavation pelvienne.

La réduction une fois opérée, la malade devra garder le repos. Les bains, les cataplasmes, les saignées générales seront mis en usage pour combattre les symptômes inflammatoires liés à la compression de l'utéras et augmentés momentanément par les manœuvres qu'on a été obligé d'employer.

Quand la réduction est devenue impossible, quelques accoucheurs conseillent de provoquer l'avortement soit à l'aide de la rupture des membranes si le col est accessible, soit à l'aide de la ponction utérine si, comme dans l'antéversion et la rétroversion très-prononcées, le col ne peut etre atteint.

Vices de conformation par étroitesse. — Les indications que l'accoucheur peut avoir à remplir pendant la grossesse dans ces genres de vices de conformation du bassin se réduisent à deux principales :

1° Chercher à réduire le volume du produit afin de rétablir entre ses dimensions et celles du bassin vicié un rapport tel que l'accouchement à terme puisse se terminer soit spontanément, soit avec les secours de l'art.

2° Provoquer la sortie du fœtus à une époque de la grossesse où son volume est tel qu'il soit en proportion avec les diamètres du bassin vicié et qu'il puisse le traverser. (*Accouchement prématuré.*)

Avec M. Paul Dubois et M. Chailly, nous rangerons, sous le rapport des indications à remplir, les vices de conformation dans trois classes principales.

La première comprend les bassins dans lesquels le passage présente trois pouces et demi.

La seconde renferme les bassins qui présentent trois pouces et demi au plus et deux pouces et demi au moins.

Dans la troisième se rangent les bassins dont le passage est inférieur à deux pouces et demi.

1° *Le bassin a au moins trois pouces et demi.* — Dans ce cas l'accouchement peut se terminer heureusement; seulement le travail sera plus difficile et plus long; la mère et l'enfant pourront courir des dangers que l'accoucheur conjurera en intervenant à propos.

Dans ce cas, pendant la grossesse l'accoucheur n'aura à remplir que la première des indications que nous avons tracées plus haut. Il devra donc chercher à diminuer le volume du produit afin de rendre l'accouchement à terme plus facile. On a conseillé dans ce cas de soumettre la femme à un régime débilitant. Des saignées fréquemment répétées, le régime maigre, les bains tièdes rapprochés, un exercice actif pourront modifier la nutrition de la mère et celle de l'enfant. Merriman et Baudelocque vantent ces moyens, et M. Moreau dit en avoir retiré de véritables avantages. Cependant M. Chailly, qui a observé un cas dans lequel ce traitement paraît avoir réussi, pense, avec M. Paul Dubois, que le régime de la mère a peu d'influence sur le développement du produit.

2° *Le bassin a trois pouces et demi au plus et deux pouces et demi au moins.* — Si le bassin a de trois pouces et demi à trois pouces, l'accoucheur pourra encore attendre le terme de la grossesse. L'expulsion du produit est encore possible; mais il faut pour cela que les contractions utérines soient très-énergiques et que la tête du fœtus soit susceptible d'une grande réductibilité, circonstances qu'il n'est pas possible de prévoir, surtout chez une femme qui est enceinte pour la première fois. Comme le plus petit diamètre de la tête non réduite est de trois pouces trois quarts, on conçoit que dans ce cas la vie du fœtus sera fortement compromise.

Quoi que l'accoucheur doive attendre dans ce cas, son rôle ne sera pas passif pendant la grossesse. Il faudra qu'il ait encore recours aux moyens propres à diminuer le volume du produit, quoique ces moyens ne présentent pas toute la certitude qu'on pourrait désirer.

Mais si le bassin a moins de trois pouces, l'accoucheur devra nécessairement intervenir et remplir la seconde indication que nous avons tracée plus haut, c'est-à-dire provoquer la sortie du fœtus avant terme, ce qui constitue l'accouchement prématuré artificiel.

Accouchement prématuré artificiel. — On donne ce nom à l'accouchement qui est provoqué par des moyens exempts de violence après l'époque de la viabilité du fœtus chez les femmes qui ont le bassin trop rétréci pour pouvoir être délivrées d'un enfant vivant.

Cette opération a pour but de conserver la vie du fœtus, condamné à une mort presque certaine, et de soustraire la mère aux dangers des opérations les plus graves de la chirurgie. Pratiqué pour la première fois en Angleterre, accueilli favorablement en Italie et en Hollande, naturalisé en Allemagne, l'accouchement prématuré artificiel a rencontré une vive opposition en France, où cependant il avait été indiqué pour la première fois, mais d'une manière assez vague. Baudelocque, Gardien, Capuron et d'autres se sont élevés fortement contre cette opération jusqu'au point de la qualifier d'*attentat commis envers les lois divines et humaines.* Mais toutes ces vaines récriminations doivent tomber d'elles-mêmes devant l'appréciation exacte des faits et les résultats vraiment consolants de cette opération.

En effet, d'après les relevés statistiques publiés par M. Stoltz, sur douze cent onze cas d'accouchements provoqués, plus de la moitié des enfants ont vécu, et il a succombé à peine une femme sur quinze. Suivant Kilian, l'accouchement prématuré a été pratiqué depuis l'année 1831 cent soixante et une fois, tant en Angleterre qu'en Allemagne, e t Italie et en Hollande. Quarante-six enfants vinrent morts et cent quinze vivants. Sur les cent quinze, soixante-quinze vécurent. Huit femmes succombèrent, dont cinq par l'effet de causes entièrement étrangères à l'opération. Que l'on compare maintenant ces résultats avec ceux que présentent l'opération de la symphyséotomie et l'opération césarienne, et il nous semble impossible que la question ne soit pas jugée.

Cas dans lesquels l'accouchement prématuré artificiel a été recommandé et indications pour le pratiquer. — A l'origine, les médecins, voulant avant tout soustraire la femme mal conformée aux dangers de l'accouchement à terme en faisant le sacrifice de l'enfant, provoquaient l'avortement dès les premiers mois de la grossesse. Cooper, Barlow, Hull et d'autres médecins anglais adoptèrent ce principe, qui fut admis aussi en Allemagne par Mai, Osiander, Mende et Nœgèle. Cependant il est loin de réunir l'assentiment général, car il est rejeté par Weidmann, Wenzel, Busch, Meissner, et par M. Dezeimeris (*Dict. de médecine*). Ces derniers auteurs admettent en principe que quand le vice de conformation est tel que l'accouchement prématuré soit impraticable à l'époque où le fœtus est viable, l'opération césarienne est la seule ressource à laquelle il soit possible de songer. Suivant eux, l'avortement provoqué dans les premiers mois de la grossesse est d'ailleurs bien loin d'offrir, relativement à la mère, le même degré d'innocuité qu'après le septième mois de la gestation.

Les conditions que doivent offrir les vices de conformation du bassin contre lesquels sera dirigé l'accouchement prématuré doivent être les suivantes : d'une part, l'étroitesse du bassin doit être telle qu'un enfant à terme ne puisse le traverser sans périr ; de l'autre, il faut que le bassin conserve assez d'ampleur pour qu'il puisse être franchi sans trop de danger par un fœtus ayant le volume qui lui est ordinaire à l'époque de sa viabilité.

Le volume de la tête du fœtus aux diverses époques de son développement a donc servi de base pour décider la question. Malheureusement on ne possède pas sur ce point toutes les données capables de résoudre la question d'une manière absolue. Cependant on admet généralement qu'au milieu du septième mois (vingt-huitième semaine), époque de la viabilité légale, les diamètres de la tête du fœtus ont environ douze à quinze lignes de moins qu'au terme de la grossesse. Le diamètre bipariétal a donc environ deux pouces trois ou quatre lignes. Maintenant si l'on prend deux pouces et demi pour le terme moyen et le plus sûr, un bassin dont le diamètre antéro-postérieur aurait deux pouces trois quarts livrerait facilement passage à la tête. De plus, en tenant compte de la mollesse et de la réductibilité plus grande de la tête à cette époque de la vie fœtale, on peut établir qu'elle pourrait encore franchir un bassin de deux pouces et demi sans faire courir de trop grands dangers à la mère et au produit. Mais cette dernière dimension est la limite au-dessous de laquelle il n'est plus possible de descendre ; a ce point cesse la possibilité de pratiquer l'accouchement spontané.

Comme tous les moyens conseillés pour la mensuration du bassin ne peuvent en donner les dimensions d'une manière parfaitement exacte, plusieurs accoucheurs, et Merriman entre autres, ont conseillé de ne jamais provoquer l'accouchement chez les primipares. Il faut, suivant eux, réserver l'opération pour les femmes chez lesquelles les difficultés d'un premier accouchement ont prouvé que le rétrécissement du bassin est tel qu'il faut renoncer à pouvoir obtenir vivant un fœtus à terme. MM. Stoltz et Paul Dubois ne partagent pas cette opinion ; ils se fondent sur ce que lorsque le bassin n'a que de deux pouces et neuf lignes à trois pouces un quart, les cas d'accouchements spontanés sont l'exception, tandis que les accouchements difficiles et meurtriers sont la règle.

Il nous reste encore un précepte à établir : c'est qu'il faut mesurer la durée du temps que l'on doit laisser le fœtus se développer dans le sein de sa mère, avant d'en provoquer l'expulsion, sur les dimensions de l'espace qu'il doit traverser pour en sortir. Comme il est impossible d'apprécier le volume de la tête de l'enfant, on est réduit à lui supposer, par la seule analogie, les dimensions qui sont ordinaires à chaque époque de la vie intra-utérine. On peut à cet égard établir avec Ritgen les règles suivantes : pour les bassins qui auraient de deux pouces six lignes à deux pouces neuf ou dix lignes, l'accouchement devrait être provoqué dans les vingt-huitième, trentième et trente-deuxième semaines; on pourrait attendre jusqu'à la trente-cinquième ou trente-sixième pour ceux qui présenteraient trois pouces de diamètre antéro-postérieur.

La présence de deux jumeaux est aussi une circonstance qui doit faire retarder l'époque de l'opération, parce que les enfants offrent un volume moins considérable. On pourrait même attendre dans ce cas l'accouchement à terme; les jumeaux pourront être expulsés sans trop de difficultés, et rarement ils sont viables avant cette époque. Cependant si le bassin n'avait que deux pouces et un quart, il ne faudrait pas provoquer l'avortement avant la fin de la grossesse.

Divers procédés ont été conseillés pour provoquer l'accouchement prématuré artificiel. Nous les rapporterons à deux méthodes générales :

a. — On perce les membranes avant le développement des contractions utérines.

b. — On cherche à provoquer le travail avant de rompre les membranes pour ne pas se priver des avantages que la poche des eaux procure dans les phénomènes de l'accouchement.

a. *Perforation des membranes.* — J. Clarke conseille d'évacuer les eaux immédiatement et toutes à la fois, parce que suivant lui les contractions utérines s'établissent plutôt, le travail dure moins longtemps, et l'enfant court moins de dangers. Mais cette manière de voir est généralement rejetée.

Un grand nombre d'instruments ont été tour à tour proposés pour faire la ponction des membranes. Wenzel se servait d'une canule d'argent courbée dans le sens de l'axe du bassin et dans laquelle est un mandrin terminé en forme de trois-quarts qu'on fait sortir à l'extrémité de la canule en pressant sur le bout opposé. Siébold, dans la crainte de blesser la mère dans le trajet de l'instrument, place d'abord dans la canule un mandrin à bout olivaire, et quand elle est parvenue jusqu'aux membranes, il retire ce premier mandrin et le remplace par un autre terminé en forme de trois-quarts. Reisinger conseille de se servir de la sonde conique employée pour le cathétérisme forcé; il recommande, dans le cas où un instrument piquant serait nécessaire, que la pointe du

trois-quarts ne dépasse jamais de plus d'une ligne l'extrémité de la canule qui le renferme.

La perforation des membranes présente de grands inconvénients.
L'instrument peut, malgré toutes les précautions, blesser l'utérus et le
produit si la rupture des membranes est opérée au centre de l'orifice.
De plus, quel que soit le procédé employé, il a le grand inconvénient
de faire écouler la presque totalité du liquide amniotique avant que le
col ne se soit dilaté. L'enfant restera dès lors exposé pendant toute la
durée du travail à la compression immédiate de l'utérus et à toutes les
chances de mort qui en résultent. C'est pour remédier à cet inconvénient, et pour que le liquide ne s'échappe point aussi complétement, que
M. Meissner (de Leipzig) propose de perforer l'œuf à son sommet.
L'instrument dont il se sert est une canule en argent longue de 32
centimètres, de 3 à 4 millimètres d'épaisseur, et recourbée à la partie inférieure. Le côté convexe de la canule présente un anneau qui
sert à la fixer et qui indique en même temps de quel côté est dirigée la
concavité de l'instrument. A cette canule sont adaptés deux mandrins,
dont l'un est terminé par une olive, l'autre par un trois-quarts. La canule, armée d'abord du mandrin qui se termine en olive, est conduite
sur un doigt et portée jusque dans l'utérus entre sa surface interne et
l'œuf. On doit pousser l'instrument aussi haut que possible, sa concavité
regardant toujours en avant. Quand on s'est assuré que l'extrémité de la
canule n'est pas fixée contre une partie résistante, on remplace le mandrin olivaire par le mandrin à dard, et en le poussant avec précaution on
perfore l'œuf. Le mandrin est alors retiré pour laisser écouler une petite quantité de liquide par la canule, après quoi la canule elle-même
est enlevée. Le liquide amniotique s'écoule alors goutte à goutte, comme
dans ces accouchements à terme où les membranes se rompent dans un
point éloigné de l'orifice. L'utérus ne tarde pas à se contracter, et le
produit se trouve expulsé en général au bout de trente-six à quarante-
huit heures. M. Meissner a rapporté quatorze observations dans lesquelles
l'emploi de ce procédé a été suivi d'un plein succès.

b. *Moyens propres à provoquer les contractions utérines avant la
rupture des membranes.* — M. Stoltz a divisé ces moyens en deux classes :
ceux qui en agissant d'abord sur l'état général ont pour effet de déterminer les contractions utérines, et ceux qui, agissant directement sur le
col utérin, sollicitent les contractions de la matrice en même temps qu'ils
dilatent son orifice.

Parmi les moyens de la première catégorie, on a vanté les emména-
gogues de toute espèce ; mais ils doivent être entièrement rejetés, parce
que leur action est fort incertaine et qu'ils peuvent être dangereux pour
la mère.

Le seigle ergoté, dont l'action sur la matrice ne peut plus être révo-
quée en doute et qui jouit à un si haut degré de la propriété d'activer
les contractions utérines, a été préconisé dans les circonstances qui nous

occupent; cependant on ne peut pas toujours compter sur ce médicament. Gœtz, Lovati, l'ont vu échouer entre leurs mains et ont été forcés d'avoir recours à la perforation des membranes. M. Chailly dit cependant l'avoir vu réussir à la clinique d'accouchement, mais comme adjuvant des moyens propres à dilater le col. Néaumoins il reproche à ce médicament les dangers que son emploi peut faire courir à l'enfant. Les contractions utérines déterminées par ce moyen diffèrent en effet des contractions qui naissent spontanément. Ces dernières ne sont pas continues et sont séparées par des intervalles de repos, tandis que les contractions provoquées par le seigle ergoté sont permanentes. Alors la circulation utéro-placentaire se trouvant interrompue pendant trop longtemps, le fœtus peut mourir asphyxié. Ces considérations pleines de justesse nous paraissent de nature à rendre l'accoucheur très-circonspect dans l'emploi de ce moyen, surtout si l'on veut se rappeler qu'il s'agit ici d'amener un enfant vivant sans compromettre la mère, que le col n'est pas dilaté, et qu'il ne pourrait livrer passage ni à la main ni au forceps dans le cas où la vie de l'enfant serait en danger. On s'accorde donc assez généralement à donner la préférence aux moyens de la seconde catégorie.

Parmi les moyens de la seconde catégorie conseillés par les auteurs, plusieurs sont complétement abandonnés, soit à cause des dangers soit à cause des difficultés qu'ils peuvent présenter. Ainsi la dilatation forcée du col de l'utérus, soit à l'aide du doigt, soit à l'aide du spéculum ou de tout autre instrument, suivie à l'origine, doit être entièrement rejetée. Ce procédé n'est applicable qu'aux cas d'accouchement forcé, où il faut terminer immédiatement l'accouchement sous peine de voir expirer et la mère et l'enfant. Hamilton (d'Édimbourg) proposait un moyen qui ne pourrait être que rarement mis en pratique. Il conseillait d'introduire un doigt dans l'orifice utérin, de le porter aussi haut que possible entre la matrice et les membranes de l'œuf, de détacher celles-ci tout autour du col en ayant soin de ne pas les rompre. Mais la situation élevée de l'utérus rendrait ce procédé inexécutable dans beaucoup de cas ; de plus, le col n'est pas toujours assez souple ni l'orifice externe assez largement ouvert au huitième mois pour permettre l'introduction du doigt.

Le procédé de Kluge, dont la première idée paraît avoir été suggérée à Siebold par Brunninghausen, est sans contredit le meilleur; c'est celui qui est presque exclusivement adopté, et nous allons le faire connaître en détail.

Après avoir fait usage de bains tièdes plusieurs jours de suite et avoir employé des injections tièdes dans le vagin ainsi que de douces frictions sur l'utérus répétées de temps à autre, la femme est placée sur le bord d'un lit, le siége sur un coussin résistant, les jambes écartées et soutenues par des aides. On prend un morceau d'éponge préparée de forme conique, longue de deux à trois pouces, ayant deux lignes de diamètre au petit bout et trois à l'autre où il est attaché avec un fil : on l'enduit de cérat ; on le saisit avec une pince que l'on conduit sur l'indicateur de la main gauche, qui fixe le col de l'utérus. Après l'avoir fait pénétrer doucement dans le col, on l'y laisse, et on retire la pince avec précaution. Alors on pousse avec la pulpe du doigt l'éponge conique jusqu'à ce que sa grosse extrémité soit de niveau avec les lèvres du col de la matrice. Cela fait, on introduit dans le vagin un morceau d'éponge humectée de la grosseur d'un œuf d'oie et attaché avec un ruban. On le pousse jusqu'au col de la matrice. Les fils et les rubans sont fixés au dehors à l'aide d'un emplâtre agglutinatif ; ils servent le lendemain à retirer l'une et l'autre éponges. Après avoir fait une injection, de nouvelles éponges plus grosses que les premières sont placées de la même façon. On pourrait les renouveler le jour suivant de la même manière s'il était nécessaire. Pendant ce temps la femme garde le lit et est soumise à une diète légère.

Lorsque les douleurs de l'accouchement se manifestent, on retire les éponges, et on laisse marcher le travail ; mais si les douleurs sont rares, si l'accouchement ne se fait pas, il faut alors perforer les membranes.

M. Stoltz et M. Paul Dubois emploient le même procédé; seulement ils introduisent d'abord un spéculum, et ne placent le cône d'éponge dans l'ouverture que quand ce dernier est embrassé par l'extrémité des valves de l'instrument. Lorsqu'ils jugent par le temps qui s'est écoulé et par l'intensité des douleurs que le col est assez dilaté pour permettre la rupture de l'œuf, ils donnent issue au liquide amniotique à l'aide d'une plume taillée comme pour écrire. Quelquefois lorsque le travail tarde trop à se déclarer, ils emploient aussi comme adjuvant le seigle ergoté à la dose d'un gramme divisé en deux ou trois doses et dont chacune est administrée à une demi-heure d'intervalle.

F. *Lésions de l'innervation.— Céphalalgie.—* La céphalalgie se montre chez les femmes enceintes quelquefois dès le début de la grossesse. Deux fois j'ai vu chez la même dame et au début de deux grossesses le même accident se reproduire avec une extrême violence. La douleur, par la description qu'en donnait la malade, ressemblait à cette variété de céphalalgie décrite sous le nom de *clou hystérique.* M. Chailly dit l'avoir vu devenir par sa durée et son intensité un véritable supplice pour certaines femmes. L'art ne possède aucun moyen bien efficace : des compresses vinaigrées sur le front, des bains, des applications narcotiques, telles que de petites mouches d'opium, le chlorydrate de morphine par la méthode endermique, enfin la saignée du bras s'il y a quelques symptômes de pléthore devront être successivement mis en usage.

Les *vertiges* et les *éblouissements* accompagnent souvent la céphalalgie ou se montrent seuls. Souvent ces accidents sont liés à l'état pléthorique, et la saignée les fait promptement disparaître.

Odontalgie. — Les douleurs de dents, fréquentes pendant la grossesse, dépendent quelquefois d'une congestion des gencives ; mais le plus ordinairement elles ne dépendent que d'une simple névrose. Souvent aussi les dents se carient pendant la grossesse, soit à cause de la sécrétion abondante de la salive qui se manifeste alors, soit parce que dans les salivations de cette espèce le liquide salivaire contracte des propriétés nouvelles. S'il existe de la congestion vers les gencives, si elles sont rouges, tuméfiées et que la pression en fasse sortir du sang, il faut avoir recours à la saignée, en même temps que l'on conseille à la femme de frictionner les gencives avec une brosse un peu dure. Si l'on soupçonne une simple névrose, les narcotiques en gargarismes ou appliqués sur la peau dénudée par un vésicatoire, au voisinage de la douleur, pourront apporter du soulagement. S'il y avait des intermittences marquées, l'administration prudente du sulfate de quinine serait indiquée; mais si la douleur était due à la carie dentaire et que la malade éprouvât des douleurs intolérables, l'extraction de la dent ne pourrait être faite qu'à une époque un peu avancée de la grossesse. On ne devrait s'y résoudre qu'à la dernière extrémité, car la douleur de l'extraction est si aiguë et si vive qu'elle pourrait déterminer l'avortement.

Syncope. — La syncope s'observe surtout chez les femmes faibles et nerveuses. La joie, la colère, une odeur repoussante, la vue d'une personne qu'elles aiment ou qui leur déplait, suffisent pour déterminer cet accident. Chez certaines femmes enceintes, la syncope s'observe plus fréquemment au début que vers les autres époques de la grossesse. Il est rare qu'elle soit complète, et presque toujours les femmes conservent une perception confuse de ce qui se passe autour d'elles. Quoique cet accident soit rarement grave, cependant quand il se répète fréquemment et qu'il s'accompagne de mouvements hystériformes, il peut déterminer un travail prématuré. Pendant la syncope on devra faire placer la femme dans la position horizontale, et l'on mettra en usage les moyens conseillés ordinairement contre cet accident.

Palpitations.— On observe souvent dans la grossesse des palpitations incommodes et qu'on ne peut rattacher à une maladie organique du cœur. Elles sont quelquefois sous la dépendance de l'état pléthorique, d'autres fois sous celle de l'anémie; souvent aussi elles sont liées à un état nerveux particulier qui semble appartenir à la grossesse. La saignée générale ou les ferrugineux devront être dirigés contre les palpitations qui dépendent soit de la pléthore, soit d'un état anémique. Quant à celle de la troisième espèce, on emploiera les antispasmodiques : la valériane, la teinture ou la poudre de digitale, l'éther, le sirop de thridace, de pavot blanc, etc., feront souvent disparaître cet accident.

Douleurs des parois abdominales. — La distension extrême des parois de l'abdomen cause souvent des douleurs à la région hypogastrique, surtout vers les aines; le tiraillement des fibres des muscles droits et obliques en détermine souvent aussi vers les points d'attache supérieurs de ces fibres. C'est certainement à cette cause qu'il faut attribuer les douleurs que certaines femmes éprouvent à la partie inférieure du thorax. Ces douleurs ont pour caractère d'être bornées à un espace très-peu étendu; la pression et certaines positions les rendent beaucoup plus aiguës; elles existent sans aucune lésion de la respiration, ne sont le plus ordinairement soulagées par aucune médication et disparaissent d'elles-mêmes après l'accouchement. Les bains, les cataplasmes, les frictions huileuses et légèrement narcotiques sont indiqués dans ces circonstances.

Douleurs lombaires. — Les douleurs qui se font sentir si souvent dans les régions lombaire et sacrée, et que les femmes désignent sous le nom de *douleurs de reins*, peuvent dépendre soit du tiraillement des ligaments larges, soit de la compression des nerfs lombaires, soit enfin de l'engorgement des vaisseaux pelviens ou de la distension excessive de l'utérus. L'effet des deux premières causes se fait sentir davantage quand la marche et la station sont prolongées ; il devient moins marqué quand la femme reste couchée. Aussi le seul remède consiste-il à faire garder le plus possible à la femme la position horizontale. L'engorgement des vaisseaux pelviens est caractérisé par un sentiment de plénitude à l'hypogastre, de pesanteur dans le bassin, de chaleur vers la même région s'accompagnant quelquefois de pulsations et de symptômes de pléthore générale. La saignée générale est le meilleur moyen à opposer à ce dernier accident.

Rhumatisme utérin. — Cette affection, décrite par M. Stoltz et par M. Dezeimeris, se montre surtout chez les femmes qui sont affectées de rhumatisme général. La maladie est caractérisée par une douleur subite avec sensibilité exquise de l'utérus, tantôt bornée à un point, tantôt occupant toute l'étendue de l'organe. La pression, le toucher augmentent la douleur, qui s'irradie dans les reins, les aines, les cuisses, pour disparaître brusquement et pour revenir ensuite comme par accès irréguliers. Ces douleurs, qui ne s'accompagnent pas de contractions utérines, sont souvent rendues encore plus pénibles par le ténesme recto-vésical qui les accompagne presque toujours. Ordinairement apyrétique, cette affection s'accompagne quelquefois d'un mouvement fébrile au retour de chaque exacerbation.

Comme le retour fréquent de ces accès peut déterminer les contractions prématurées de l'utérus, il est bon de les prévenir et de les combattre. Le traitement consiste dans la saignée générale, dans l'emploi des laxatifs, des bains, des onctions huileuses et narcotiques sur le ventre, et des lavements additionnés de 10, 15 ou 20 gouttes de laudanum de Sydenham. Enfin si la douleur paraissait le résultat d'une métastase du rhumatisme, on chercherait à la rappeler vers le point qu'elle a quitté, par des cataplasmes sinapisés appliqués sur son siège primitif.

Des convulsions ou de l'éclampsie. — Les convulsions dont la femme peut être atteintes pendant la grossesse, la durée du travail ou après l'accouchement sont de différentes espèces.

Tantôt elles consistent dans la contraction permanente d'une grande partie du système musculaire, et elles ont reçu le nom de *tétaniques* à cause de leur analogie avec celles que l'on observe dans le tétanos ; tantôt elles présentent des alternatives de contraction et de relâchement de tout le système musculaire de la vie de relation, et s'accompagnent de mouvements désordonnés des membres et du tronc avec intégrité des facultés intellectuelles : elles sont alors dites *hystériques*. D'autres fois ces mouvements désordonnés s'accompagnent de l'abolition complète des facultés sensoriales et intellectuelles : c'est ce qui constitue la convulsion *épileptiforme*. Enfin quelquefois les membres présentant une grande rigidité conservent la position qu'on leur donne, et cette forme a été décrite sous le nom de *cataleptique*.

De toutes ces formes, la plus commune est sans contredit la forme épileptiforme. Merriman dit que c'est celle qui s'est présentée le plus souvent à son observation, et que la forme tétanique est aux autres comme un est à cent. J'ai souvent entendu dire à M. Paul Dubois, dans ses cours, qu'il n'avait observé que la forme épileptique. C'est donc à elle que va se rapporter ce que nous allons dire.

L'éclampsie épileptiforme se manifeste pendant la grossesse et le travail ou après l'accouchement. Elle s'observe rarement jusqu'au sixième mois, assez fréquemment pendant le travail et plus rarement après l'accouchement.

Cet accident est plus fréquent qu'on ne le pense généralement, surtout dans les hôpitaux. Cependant on a soutenu le contraire. La proportion des cas d'éclampsie serait de 3 sur 2,000 accouchements. D'après les relevés statistiques de Mme Lachapelle, la maladie se montrerait à peu près une fois sur 200 accouchements, et seulement une fois sur 400 suivant d'autres accoucheurs. Mais pour juger définitivement la question de la fréquence de l'éclampsie, on aurait besoin de relevés statistiques plus nombreux et plus complets que ceux qui existent jusqu'à ce jour.

L'éclampsie se montre pendant toutes les saisons et à toutes les époques de l'année. Cependant Mme Lachapelle a fait remarquer, et cette observation a été confirmée depuis, que dans les hôpitaux des femmes enceintes, plusieurs femmes étaient prises en même temps de cette affection. Est-ce à une influence atmosphérique particulière, est-ce à l'imitation qu'il faut attribuer cette particularité ? C'est ce que l'on ne saurait décider dans l'état actuel de la science.

La grossesse paraît être la cause prédisposante essentielle de cette affection ; cependant il faut qu'elle n'agisse pas avec la même puissance sur toutes les femmes, car beaucoup d'entre elles sont exemptes de cet accident. Une première grossesse, surtout à un âge avancé, prédispose aussi à l'éclampsie. D'après un relevé de M. Collins, sur 85 cas observés par lui, il y a eu 73 primipares. Les autres causes prédisposantes que signalent les auteurs sont le tempérament lymphatique, le tempérament nerveux, la présence de deux jumeaux, l'infiltration des membres, les convulsions antécédentes et la congestion cérébrale qui accompagne si souvent l'état pléthorique des femmes enceintes.

Les causes occasionnelles sont : les impressions morales vives, la douleur aiguë, toutes les causes de dystocie, telles que l'étroitesse du bassin, la résistance des membranes, de l'orifice utérin, du périnée, enfin les mauvaises présentations du fœtus.

Quoique l'éclampsie puisse débuter d'une manière subite, elle s'annonce souvent par des phénomènes précurseurs. Ce sont ordinairement des troubles de la vision, tels que des bluettes, des flammes qui passent devant les yeux, une cécité incomplète et une céphalalgie remarquable par sa ténacité; souvent on observe aussi des vertiges, des tintements d'oreilles, de l'incertitude dans la marche et quelquefois une douleur fixe dans un point de la colonne vertébrale. Quelques jours ou quelques heures avant le début de l'accès, les malades sont impatientes et irritables; d'autres fois au contraire elles sont dans une sorte de stupeur, le regard est fixe et comme hébété, l'intelligence éprouve un léger trouble qui se révèle dans les réponses. La face se colore fortement chez les femmes pléthoriques; elle devient au contraire plus pâle chez les femmes lymphatiques et qui sont infiltrées.

Lorsque l'accès se déclare, le regard devient fixe, les pupilles se dilatent, les yeux se tournent, et la cornée se fixe en haut, soit à droite, soit à gauche; la respiration se suspend, et il y a perte de la locomotivité et de la sensibilité. A ces premiers symptômes succède bientôt une ou deux secousses du tronc; une des commissures des lèvres se tire en dehors, la bouche s'ouvre, la tête s'incline et la face se colore fortement. Bientôt surviennent des clignotements des paupières; les lèvres s'agitent, les narines se dilatent et se resserrent alternativement; les membres supérieurs sont dans la pronation forcée, les poings sont fermés, les jambes sont raides, et le tronc se renverse fortement en arrière. Des secousses multipliées se montrent dans tout le corps; peu à peu elles diminuent, et l'accès se termine.

La stupeur et l'abolition des facultés intellectuelles et sensoriales continue après la cessation de l'accès. Il y a résolution des membres; cependant les doigts restent quelquefois fléchis ainsi que les avant-bras. La mâchoire inférieure reste ordinairement fortement rapprochée de la supérieure, et les paupières sont abaissées. La respiration est large et stertoreuse, le pouls est fréquent et irrégulier. Au bout de quelque temps la malade exécute quelques petits mouvements; elle reprend connaissance, et la sensibilité revient; mais en général la mémoire est complétement perdue. Si les accès sont très-rapprochés, on n'observe pas ce retour de la connaissance, et entre chacun d'eux la malade reste dans le coma le plus complet.

La durée d'un accès varie entre une ou deux minutes. Quant à la stupeur qui succède à l'accès, sa durée peut varier de sept, huit, dix minutes à une demi-heure; celle qui suit le dernier accès peut se prolonger pendant douze ou vingt-quatre heures.

L'éclampsie épileptiforme ne peut être confondue avec l'hystérie. La première de ces deux affections est plus commune à la fin de la grossesse;

la seconde l'est plus au commencement. Dans l'hystérie on observe des troubles variés dans les viscères abdominaux et thoraciques, plusieurs symptômes tout à fait caractéristiques, tels que la boule hystérique, l'intégrité de l'intelligence et de la sensibilité, les cris, les pleurs. Les mouvement smusculaires sont désordonnés et violents ; mais ils ressemblent à de l'agitation plutôt qu'à de véritables convulsions. Dans l'éclampsie épileptiforme au contraire, il n'y a pas de cris, pas de mouvements violents ; la malade n'a besoin d'être maintenue que pour éviter qu'elle ne tombe du lit plutôt que pour s'opposer à des contractions musculaires énergiques ; les secousses répétées ont lieu sur place. Dans l'éclampsie il est rare qu'un accès se manifeste seul ; dans l'hystérie au contraire un seul accès a lieu.

La distinction entre l'éclampsie et l'épilepsie offre plus de difficulté, surtout s'il ne se manifeste qu'un seul accès d'éclampsie. Ce n'est que par les antécédents et par la suite différente de ces deux affections qu'il est possible de les distinguer l'une de l'autre.

Enfin l'on distinguera la stupeur qui succède à l'accès d'avec l'apoplexie, à ce que la résolution des membres est rarement complète dans l'apoplexie, que presque toujours alors il y a une hémiplégie, et que la langue ne présente aucune trace de ces morsures si communes pendant les accès d'éclampsie.

L'accès se termine quelquefois de lui-même sans déterminer l'expulsion du produit ; mais ce cas est rare. Si au contraire les accès continuent, le fœtus est tué pendant l'un d'eux et ne tarde pas à être expulsé ; mais s'il survit, il n'en est pas moins chassé hors de la cavité utérine par suite des contractions énergiques que détermine l'éclampsie. Quand les douleurs utérines surviennent pendant l'état comateux, elles s'annoncent par des plaintes sourdes et une espèce de grognement que fait entendre la femme ; rien au contraire ne les annonce quand elles se manifestent pendant l'accès. Si la grossesse est avancée, l'accouchement se fait sans aucune plainte, sans que l'on s'en doute, et on trouve l'enfant mort entre les jambes de la mère. L'écoulement sanguin qui précède presque toujours l'expulsion du produit pourrait, au contraire, lorsque la grossesse est peu avancée donner l'éveil sur les contractions utérines.

La maladie peut se terminer par le retour à la santé, qui est plus ou moins prompt suivant l'intensité des accès. D'autres fois elle se termine par la mort subite, soit par suite d'un épanchement cérébral, soit par suite de la suspension trop prolongée de la respiration pendant la durée de l'accès ou de l'accumulation des mucosités écumeuses qui ont obstrué les bronches, soit enfin par la rupture de l'utérus. La mort peut aussi survenir d'une manière plus lente pendant le coma ; elle est alors la suite du trouble profond qu'ont éprouvé le système nerveux ou bien les fonctions des poumons et du cœur.

L'éclampsie peut aussi se terminer par la paralysie, qui est ordinairement la suite d'un épanchement insuffisant pour avoir déterminé la mort. Cependant quelquefois cette altération manque, et M. Chailly rapporte un cas de ce genre dans lequel à l'autopsie il ne put constater aucune trace d'épanchement ni aucune lésion capable d'expliquer la terminaison fatale de la maladie.

Quelquefois le retour à la santé s'accompagne d'un phénomène assez bizarre : c'est l'abolition complète de la mémoire, qui ne revient que peu à peu. M. Chailly a observé une femme qui avait oublié jusqu'à son nom, et M. Paul Dubois donna des soins à une dame qui avait oublié le nom de toutes les rues et la topographie de Paris ; on fut pendant longtemps obligé de la conduire : du reste cette femme avait conservé la plénitude de ses autres facultés.

Le pronostic de l'éclampsie est grave pour la mère et surtout pour l'enfant ; aussi Hunter dit-il n'avoir peur dans les accouchements que de l'hémorrhagie et des convulsions.

A. *Du côté de la mère.* — De l'aveu de Mme Lachapelle, malgré le traitement le plus rationnel et le mieux entendu, la mort a lieu dans la moitié des cas. Hunter et Lowder disent qu'il en meurt plus de la moitié. Suivant Parr, on perd six ou sept femmes sur dix. M. Chailly, d'après un relevé de faits observés tant en ville qu'à la clinique, n'a vu succomber que le quart des femmes affectées de cette maladie.

L'éclampsie est plus grave chez les femmes infiltrées. Peut-être existe-t-il chez elles une cause spéciale inappréciable, ou bien est-ce parce que chez elles il est difficile de s'opposer par des saignées copieuses aux conséquences des accès, qui sont la congestion cérébrale et l'apoplexie. La maladie est regardée aussi comme plus grave chez les primipares, parce que chez elles l'expulsion du fœtus s'effectue plus difficilement. L'époque peu avancée de la grossesse aggrave aussi le pronostic, car le col de l'utérus n'a pas encore subi toutes les modifications nécessaires pour un accouchement rapide. Enfin la maladie est d'autant plus grave que les accès sont plus rapprochés, que la congestion cérébrale est plus considérable et que l'état comateux est plus profond et se prolonge plus longtemps.

Le pronostic sera au contraire moins grave chez les femmes nerveuses, chez celles qui sont affectées d'hystérie, d'épilepsie ou de catalepsie.

B. *Du côté de l'enfant.* — L'enfant court encore plus de dangers que la mère. Il meurt souvent au milieu des mouvements qui caractérisent l'accès ; de plus, toutes les fois que l'avortement a lieu il doit nécessairement succomber. Dans les accouchements forcés, même à terme, le fœtus succombe aussi fréquemment ; il meurt le plus souvent quand les accès sont répétés et même quelquefois à la suite d'un seul accès court et léger. La mort s'explique parfaitement dans le premier cas par la suspension de la circulation maternelle ; l'hématose ne se faisant pas ou ne se faisant que d'une manière incomplète, le fœtus ne reçoit dès lors qu'un sang plus ou moins altéré. Mais dans le second cas, le fœtus succombe sans que la mère soit asphyxiée, et alors la cause de sa mort nous échappe. M. Chailly se demande si l'enfant qui meurt pendant l'accès ne succomberait pas à une affection convulsive qui lui est communiquée par la mère. La raideur particulière d'un fœtus expulsé mort au milieu de l'éclampsie, la méningite, les convulsions, qui font presque toujours périr les enfants nés vivants d'une mère éclamptique, sont autant de cir-constances qui lui paraissent militer en faveur de son opinion.

L'ouverture des cadavres des femmes mortes d'éclampsie ne révèle aucune lésion qui puisse expliquer la nature intime de la maladie. Quand la femme est morte quelque temps après le dernier accès, si le raptus sanguin a été peu considérable, on ne trouve absolument rien ; si elle succombe pendant l'accès et que la congestion cérébrale ait été con-sidérable, on trouve les membranes injectées et des épanchements plus ou moins abondants. Mais ces lésions doivent être considérées bien plus comme les effets que comme la cause de la maladie.

Le traitement de l'éclampsie doit avoir pour but de prévenir les accès et de les combattre quand ils se sont déclarés.

Traitement préventif. — Comme l'infiltration est une des causes prédisposantes les plus ordinaires de l'éclampsie, les auteurs s'accordent tous pour donner le conseil de la combattre, surtout quand elle s'accom-pagne de troubles du côté du système nerveux, tels que céphalalgie, trouble dans les idées, dans la vision, etc. Les diurétiques, les dérivatifs, les antispasmodiquess, la saignée, sont conseillés dans ce cas. La femme sera mise à l'usage du vin blanc à ses repas et d'une boisson dans la-quelle on ajoutera depuis un, jusqu'à 2 ou 3 grammes de nitrate de po-tasse. Chaque matin l'on pourra administrer une pinte de petit-lait sucré et nitré ; des cataplasmes saupoudrés de sel de nitre pourront être appliqués sur l'hypogastre. Les dérivatifs consisteront dans l'adminis-tration de l'eau de Sedlitz ou du calomel à la dose de 25, 40 ou 50 centi-grammes. Quand il y a une céphalalgie violente, quoiqu'elle résiste dans beaucoup de cas, elle a paru céder quelquefois à l'emploi de l'émétique en petite quantité et de manière à produire des nausées sans vomisse-ments. S'il y a des douleurs à la région épigastrique, on y appliquera des sangsues, et si la femme est pléthorique, on aura recours à la saignée du bras plusieurs fois répétée ; on devra même la mettre en usage si la femme est nerveuse et infiltrée, mais dans ce cas avec plus de réserve que chez les femmes pléthoriques.

Traitement curatif. — Pendant l'accès, on préviendra les morsures de la langue en interposant entre les deux mâchoires le manche d'une cuiller enveloppé de linge, et l'on fera sur le visage des aspersions d'eau froide. Après l'accès on pratiquera une saignée du bras. La sai-gnée est indiquée alors chez les femmes infiltrées comme chez les femmes pléthoriques ; elle variera entre 600 et 1,200 grammes. Des sangsues seront appliquées aux apophyses mastoïdes. Les extrémités inférieures seront excitées par des sinapismes ; mais à cause de l'insensibilité du sujet, il faudra les laisser peu de temps à la même place et les promener successivement sur les différents points des membres abdominaux. On administrera en même temps un lavement laxatif, et des applications froides, telles que l'eau de puits ou la glace, seront maintenues sur la tête. Si la malade peut avaler, on donnera une potion antispasmodique. Lorsque la malade ne peut pas avaler les boissons, M. Paul Dubois fait administrer le calomel à la dose de 60 à 80 centigrammes, dont on donne 1 décigramme d'heure en heure. Chaque dose est incorporée dans un peu de miel. Soit que l'absorption du médicament se fasse dans la bouche, soit que le miel dissous par la salive entraîne peu à peu le médicament jusqu'à l'estomac, son effet purgatif ne tarde pas à se faire sentir. La femme sera aussi plongée dans un bain, qu'elle soit dans la stupeur ou que les accès se succèdent, et pendant toute sa durée l'on aura soin de maintenir les réfrigérants sur la tête. Hamilton s'est bien trouvé de vésicatoires appliqués sur la tête. On ne devrait avoir recours à ce moyen que dans les cas où la marche de la maladie n'est pas rapide et où le traitement antiphlogistique n'a pas été employé avec assez d'énergie.

La succession rapide des accès, la mort imminente de la malade peut-elle à une époque peu avancée de la grossesse autoriser l'accoucheur à débarrasser l'utérus du produit de la conception? Plusieurs accoucheurs, parmi lesquels nous citerons M. Paul Dubois, rejettent cette pratique. La déplétion de l'utérus, quel que soit le moyen que l'on emploie, n'est pas assez prompte suivant ces observateurs pour qu'elle soit utile dans une affection qui menace aussi immédiatement les jours de la malade. De plus, les procédés à employer pour déterminer l'expulsion du produit leur paraissent d'une application très-difficile à une époque si peu avancée de la grossesse et presque aussi dangereux que la maladie elle-même.

L'emploi du seigle ergoté, le tamponnement du vagin, conseillé par M. Schœler (de Berlin), échapperaient à ces derniers reproches suivant M. Chailly; cependant il pense que l'éclampsie elle-même se chargera dans la majorité des cas de déterminer l'avortement bien plus sûrement que les moyens qui seraient mis en usage pour le provoquer.

A une époque plus avancée de la grossesse, si l'accouchement se faisait trop attendre et que les jours de la malade fussent en danger, on devrait provoquer l'accouchement prématuré. M. Stoltz et d'autres accoucheurs partagent du reste cette dernière opinion.

Convulsions partielles. — On voit quelquefois se manifester chez les femmes enceintes des contractions brusques et involontaires dans l'utérus, l'estomac et les intestins, et elles ont été désignées sous le nom de *convulsions partielles.*

Celles de l'utérus ont été le plus fréquemment observées. M. Chailly rapporte, d'après M. Paul Dubois, l'observation d'une femme enceinte de cinq à six mois et qui présenta cette affection à un degré très-marqué.

Les parois du ventre se contractaient avec une telle énergie que l'utérus était d'abord refoulé dans le bassin jusqu'à la vulve, de manière à faire craindre qu'il ne s'échappât à travers cet orifice ; puis l'utérus revenait immédiatement reprendre sa place. Les intestins et l'estomac semblaient aussi participer à cet état particulier, car on voyait apparaître à travers les parois abdominales et vers l'épigastre des bosselures qui s'effaçaient instantanément. L'avortement, qu'on était bien en droit de redouter dans ce cas, n'eut pas lieu, et la maladie disparut vers le septième mois.

Les grands bains, l'opium administré en lavements, les embrocations narcotiques sur le ventre, les antispasmodiques, la saignée du bras si la femme est pléthorique, sont les moyens propres à combattre les accidents. On conseille aussi, dans le cas où l'on observerait de la périodicité dans le mal, l'administration du sulfate de quinine.

Il ne nous reste plus, pour terminer ce qui a rapport aux accidents qui peuvent se manifester pendant le cours de la grossesse normale, qu'à faire l'histoire de l'*avortement* et des *ruptures de la matrice.*

De l'avortement et de l'hémorrhagie pendant la grossesse. — L'hémorrhagie pendant la grossesse accompagne ou suit presque toujours l'avortement. Ces deux accidents se lient si étroitement l'un à l'autre, ils ont des rapports si intimes quant à leurs causes, leur marche, leur diagnostic et leur traitement, qu'il est impossible de les séparer l'un de l'autre sans s'exposer à des redites fatigantes. Nous allons donc, à l'exemple de plusieurs accoucheurs distingués, faire marcher de front l'histoire de l'avortement et de l'hémorrhagie.

L'avortement peut être défini : l'expulsion du produit de la conception avant que le fœtus ne soit viable.

On le divise en avortement *ovulaire* quand l'expulsion du produit a lieu avant la fin du premier mois ; en *embryonnaire* quand il survient avant la fin du troisième ; enfin en avortement *fœtal* quand il a lieu du troisième au sixième mois. Passé cette époque, où commence la viabilité légale de l'enfant, on donne à l'avortement le nom d'*accouchement prématuré.*

L'avortement peut avoir lieu à toutes les époques de la grossesse ; cependant il est beaucoup plus fréquent pendant les deux premiers mois qu'à toute autre époque de la gestation, ce qui peut dépendre soit de ce que les adhérences de l'œuf à la matrice sont moins grandes, soit que l'afflux plus considérable du sang vers l'utérus et l'effort hémorrhagique plus marqué aux périodes menstruelles en soient la cause. On pense généralement que le nombre des fœtus abortifs mâles est plus grand que celui des filles. Mais, ainsi que l'a fait remarquer Morgagni, peut-être cette opinion a-t-elle son point de départ dans la conformation des organes sexuels chez les fœtus femelles ; le clitoris est tellement développé à l'époque de la vie embryonnaire qu'il peut être pris pour le pénis.

Les causes de l'avortement sont toutes celles qui peuvent déterminer les contractions de l'utérus avant le terme de la viabilité et toutes celles qui peuvent faire périr le produit, car alors il doit nécessairement être expulsé.

Certains tempéraments prédisposent les femmes à l'hémorrhagie et par suite à l'avortement. Le tempérament pléthorique détermine dans les premiers mois de la -gestation la persistance d'un flux menstruel abondant qui se renouvelle à chaque époque. Le tempérament nerveux détermine aussi vers l'organe un molimen hémorrhagicum qui se reproduit aussi aux mêmes époques. Dans ces deux cas, soit qu'il y ait soit qu'il n'y ait pas persistance des règles, le produit est plus ou moins compromis, car les connexions vasculaires qui l'unissent à sa mère peuvent être détruites.

L'inflammation de l'utérus, les ulcérations organiques, une hémorrhagie pendant les grossesses antécédentes et qui tend à se renouveler, la vie molle et sédentaire, les travaux trop rudes et trop fatiguants peuvent prédisposer les femmes à l'avortement.

Certaines causes de l'avortement agissent en déterminant les contractions prématurées de la matrice : telles sont les chutes, les contusions de l'utérus, les efforts, la toux, le vomissement, le coït, le toucher répété, la présence d'un pessaire, les cautérisations du col utérin. On a rangé aussi dans cet ordre de causes la trop grande rigidité des fibres de l'utérus, qui ne peuvent chez certaines femmes se laisser dilater par le produit de la conception sans réagir sur lui. Il est à remarquer en effet que l'avortement est plus fréquent chez les primipares, dont l'utérus est moins facile à distendre et plus porté à réagir. On a cherché à expliquer aussi par cette rigidité de la fibre musculaire, qui deviendrait de moins en moins grande, cette succession d'avortements qui s'opère chez la même femme à des époques successivement plus éloignées et qui lui permet enfin d'arriver à terme une dernière fois. La présence de deux enfants, l'hydropisie de l'amnios, rentrent encore dans la même catégorie. Les adhérences, les déformations, les déplacements des annexes de l'utérus, les tumeurs développées dans le corps de l'organe ou dans l'abdomen, la compression exercée par des vêtements trop serrés, peuvent aussi, en s'opposant au développement de la matrice, amener les contractions prématurées de l'organe. Le même résultat pourra s'observer à la suite d'opérations pratiquées sur la vessie ou sur le rectum. Les ébranlements violents du système nerveux, tels que les émotions morales vives, une commotion électrique, peuvent aussi déterminer l'avortement. Enfin les affections aiguës ou chroniques développées chez la femme, la rougeole, la scarlatine, les fièvres pernicieuses, le choléra, l'ictère, la phthisie pulmonaire, sont considérées comme provoquant presque toujours les contractions utérines.

D'autres causes agissent en tendant à détruire le produit. Parmi ces causes en figurent plusieurs de celles que nous avons examinées précédemment, telles que les violences extérieures, les maladies générales de la mère. On a aussi rangé parmi les causes de cette autre catégorie l'usage des bains chauds et trop prolongés ou d'une alimentation trop excitante. Enfin il existe des causes spéciales dont l'action fâcheuse porte seulement sur le fœtus et qui nous échappent. Il peut dans le sein de sa mère être affecté d'une foule de maladies auxquelles il succombe avec d'autant plus de facilité que son développement est moins avancé. Des maladies des membranes et de la vésicule ombilicale, dont la nature est encore inconnue, peuvent faire périr le produit dans les premiers mois de la gestation. Enfin les foyers apoplectiques du placenta, les abcès, l'ossification et l'atrophie de cet organe, qui peuvent l'avoir envahi dans une plus ou moins grande étendue de sa surface, doivent aussi amener les mêmes résultats. Quant à l'implantation du placenta sur le col, elle ne saurait être considérée comme une cause d'avortement, et c'est l'opinion généralement adoptée maintenant. L'hémor-rhagie qui en résulte ne peut se montrer qu'à une époque avancée de la gestation, à la fin du septième mois et demi et même du huitième, époque où se dilate l'orifice interne du col, et dès lors elle détermine non pas un avortement mais un accouchement prématuré. La mauvaise conformation du produit est une cause fréquente d'avortement, et les fœtus monstrueux arrivent rarement à terme. La brièveté du cordon peut déterminer sa rupture ou le décollement du placenta; il peut aussi étreindre fortement le cou du fœtus et empêcher le développement des parties qu'il comprime, ainsi que Guillemot a eu occasion de l'observer. Enfin la circulation du cordon peut être interceptée par suite d'une hémorrhagie qui s'est faite dans son épaisseur et la mort du fœtus en être la suite.

Les *phénomènes* de l'avortement varient suivant l'époque de la grossesse où il survient et suivant la cause qui le détermine. Dans les deux premiers mois, il arrive que l'œuf, encore très-petit, est expulsé entier sans douleurs et sans hémorrhagie capable d'attirer l'attention. Le plus ordinairement il y a des douleurs accompagnées de l'expulsion de caillots au milieu desquels il est quelquefois fort difficile de distinguer le produit. C'est ce qui arrive surtout lorsque les membranes se rompent et que l'embryon sort détaché du placenta. Souvent alors les femmes croient n'avoir eu qu'un simple retard suivi d'un retour douloureux et abondant du flux menstruel. A mesure que la grossesse avance, les douleurs et l'hémorrhagie deviennent plus abondantes. L'avortement qui reconnaît pour cause des maladies chroniques ou des affections qui ont agi lentement, présente ordinairement les symptômes suivants : horripilations et frissons suivis de chaleur, inappétence, nausées, soif plus ou moins vive, douleurs dans les lombes, abattement, tristesse, pâleur, perte de l'éclat des yeux, sentiment de faiblesse dans l'abdomen, de pesanteur vers l'anus et la vulve, affaissement et flaccidité des mamelles. Un écoulement se manifeste par le vagin ; d'abord sanieux puis sanguinolent, il se compose bientôt de sang pur et grumeleux. Les mouvements du fœtus diminuent et cessent, l'utérus est le siége de douleur qui deviennent de plus en plus vives, l'orifice utérin se dilate, les membranes de l'œuf font saillie, enfin les eaux de l'amnios et le fœtus sont expulsés ainsi que le placenta après un temps plus ou moins long. Le plus ordinairement ce n'est qu'alors que cesse l'écoulement du sang.

L'avortement qui a lieu par suite de causes occasionnelles puissantes est précédé quelquefois de douleurs et de tiraillements dans les lombes, de pesanteur incommode vers la partie inférieure du vagin, de malaise et de frissons. Dès le commencement il s'échappe un peu de sang suivi d'un écoulement de sérosité sanguinolente, qui dégénère bientôt en une grave hémorrhagie peu de temps avant l'avortement. D'autres fois à peine la cause a-t-elle agi, qu'une large effusion de sang a lieu immédiatement et se continue jusqu'à l'expulsion du produit ; des douleurs fréquentes se développent dans l'abdomen, l'utérus devient le siége de contractions violentes; et le fœtus est rejeté au dehors.

Jusque vers le milieu de la grossesse, il arrive quelquefois que le fœtus sort enveloppé de ses membranes demeurées intactes; quelquefois aussi dans les premiers mois, le fœtus et le placenta subissent une véritable décomposition et s'échappent sous la forme d'une sanie noirâtre et fétide. D'autres fois le placenta demeure attaché aux parois utérines, continue de se nourrir et de s'accroître, et dégénère en une masse charnue dans laquelle on rencontre quelquefois des kystes hydatiques, dégénérescence qui a reçu le nom de *mole de génération.*

Souvent le fœtus naît vivant ; mais son organisation étant trop imparfaite, il ne tarde pas à succomber. Souvent aussi il a cessé d'exister plus ou moins longtemps avant son expulsion. Quelquefois il arrive que la mort du fœtus n'est pas suivie d'avortement. Dans certains cas il est conservé dans l'utérus jusqu'au terme de la gestation, et il est alors expulsé dans un état de ramollissement tout particulier, mais sans putréfaction, à moins toutefois que les membranes n'aient été rompues. D'autres fois il se convertit en une substance analogue au gras de cadavre et se conserve dans l'utérus jusqu'à l'époque de la mort naturelle de la mère.

Le diagnostic de l'avortement porte sur trois points principaux : prévoir l'avortement, reconnaître qu'il a lieu, reconnaître qu'il a eu lieu.

Les signes à l'aide desquels on peut prévoir l'avortement varient suivant l'époque de la grossesse et suivant la cause qui le détermine. Dans les premiers temps qui suivent la conception, les phénomènes sont si peu apparents, ainsi que nous l'avons exposé, que l'on est presque dans l'impossibilité de reconnaitre à temps l'imminence de l'accident. Cependant il faudra que l'accoucheur surveille attentivement les femmes sujettes à des règles abondantes, celles qui présenteront des douleurs lombaires ou bien un léger écoulement sanguin. Mais malheureusement, il faut l'avouer, la plupart des signes précurseurs ne sont bien manifestes que lorsque déjà l'avortement est inévitable. Il est en effet bien difficile dans les premiers temps de la grossesse de pouvoir distinguer s'il y a un simple retour des règles ou s'il y a un commencement de fausse couche. A une époque plus avancée, la grossesse n'étant plus douteuse, et les règles ne continuant guère à se montrer au delà du quatrième mois, quand elles se montrent pendant la gestation, les symptômes qui annoncent l'imminence d'un avortement sont plus faciles à apprécier. Quand une femme a passé la première moitié de sa grossesse sans voir, si un écoulement de sang paraît chez elle, on est en droit de craindre l'avortement. L'apparition des symptômes généraux que nous avons mentionnés plus haut, accompagnés d'un sentiment pénible de pesanteur et de froid dans le bassin, doit faire craindre la mort du fœtus et l'imminence d'un avortement. On n'aura plus de doute lorsque la femme percevra la sensation d'un poids incommode qui ballotte dans l'abdomen à chaque mouvement du corps, lorsque chaque soir se montrera un mouvement fébrile, et qu'à ces signes se joindront la fièvre de lait, la sécrétion laiteuse et la cessation des battements du cœur du fœtus.

Une douleur violente dans les reins et dans l'abdomen, à la suite de l'action d'une cause violente, telle qu'un coup, une chute, un effort très-brusque, devra éveiller l'attention de l'accoucheur. La disparition de cette douleur ne devrait pas laisser dans une fâcheuse sécurité, car souvent dans ces cas, après avoir disparu, elle reparaît plus intense pour être bientôt suivie de la fausse couche.

Pourra-t-on prévoir un avortement imminent dans le cas d'hémorrhagie interne quand la grossesse est peu avancée? Nous avouons que cette circonstance échappera presque toujours. Si le sang s'est épanché de l'intérieur de l'œuf, la quantité en sera trop faible pour que l'augmentation de volume de l'utérus puisse faire soupçonner l'accident; la mort même de l'embryon sera méconnue, et l'hémorrhagie passera sans être soupçonnée. Si le sang s'est épanché entre le placenta et l'utérus, quand bien même les membranes seraient décollées dans une grande partie de leur étendue, le caillot qui en résulterait serait encore trop petit pour que sa présence fût soupçonnée. Une tension légère du ventre, un sentiment sourd de plénitude dans le bassin, pourraient peut-être en annoncer la formation. Mais si la grossesse est avancée et s'il y a hémorrhagie dans les membranes, l'utérus prendra un développement insolite, qu'il sera possible d'apprécier soit à l'aide du toucher, soit a l'aide du palper abdominal; tous les signes de la mort du fœtus ne tarderont pas à se montrer. Si au contraire à cette époque plus avancée de la gestation, le sang au lieu de s'épancher dans les membranes s'est accumulé entre ces dernières et l'utérus, l'organe présentera une surface irrégulière, il sera comme bilobé; une fluctuation manifeste pourra quelquefois faire distinguer le siége de l'hémorrhagie ; les douleurs, les pesanteurs vers la région des reins, les coliques sourdes, les faiblesses, les syncopes, la pâleur de la face, la petitesse du pouls viendront encore éclairer l'accoucheur sur ce qui se passe du côté de l'utérus.

Quant aux signes qui font reconnaître que l'avortement a lieu, ils sont ceux d'un véritable travail, c'est-à-dire des douleurs utérines, la dilatation progressive du col et une perte plus ou moins abondante. L'issue d'un liquide semblable à celui des eaux de l'amnios est presque toujours un signe certain de l'imminence de l'avortement; cependant ce phénomène peut se montrer sans qu'il y ait rupture des membranes, et alors il cesse d'avoir la même valeur pour annoncer l'imminence d'une fausse couche.

Pour arriver à reconnaître que la fausse couche a eu lieu, que le produit et ses enveloppes ont été expulsés, l'accoucheur, après avoir pris auprès de la femme tous les renseignements propres à éclairer la question, doit examiner avec le plus grand soin toutes les déjections, tous les linges dont s'est garnie la malade. S'il existe des caillots, il faudra les rcueillir avec soin, les laver et les diviser pour voir s'ils ne renferment pas le produit de la conception. Il recommandera à la femme de satisfaire tous ses besoins naturels dans un même vase, afin qu'aucun caillot ne puisse être perdu, et de conserver tous les linges qui serviront à la garnir.

Sans ces précautions, il serait souvent impossible de décider si la fausse couche s'est opérée ou si elle est encore à faire. En effet, l'état du col ne peut pas tirer l'accoucheur de l'incertitude où il peut être. Avant la fausse couche, le col peut s'entr'ouvrir sans que l'on sente rien d'engagé; souvent même on le trouve fermé. Après l'expulsion du produit, il peut rester entr'ouvert si le placenta est encore dans l'utérus ou bien s'il y a un caillot de formé; mais quelquefois aussi il se referme sur ces parties; souvent il se resserre immédiatement après la sortie de l'œuf et reprend la forme qu'il avait avant la fausse couche. Quant aux douleurs, elles présentent la même incertitude; elles peuvent être entre tenues par la présence d'un caillot ou du placenta, ou bien elles persistent quoique l'expulsion complète ait eu lieu, et alors elles peuvent être produites par un état pathologique particulier de l'utérus.

Le pronostic de l'avortement est plus grave pour le fœtus que pour la mère. En effet, ou c'est la mort de l'enfant qui détermine l'avortement, ou sa mort en est la conséquence. Plus l'hémorrhagie sera abondante, plus le produit sera en danger de mort. Le pronostic est d'autant plus grave pour la mère que la grossesse est moins avancée. Si les accidents sont légers dans les avortements qui ont lieu dans les trois ou quatre premières semaines de la grossesse, il est plus grave depuis cette époque jusqu'à quatre mois: l'hémorrhagie en effet est très-abondante, l'expulsion est plus difficile plus longue à cause du peu de souplesse du col utérin, et la femme reste plus longtemps exposée à l'influence de l'hémorrhagie. Les difficultés ou l'impossibilité d'extraire le placenta prolongent encore cet état dangereux et exposent la femme aux conséquences de la rétention du placenta. La rapidité de l'hémorrhagie et la force du sujet influent aussi sur la gravité de l'accident; la cause qui produit l'avortement influe également sur sa gravité. Il est plus fâcheux quand il est déterminé par une cause violente: « Un des plus redoutables, dit Mauriceau, est celui qui survient pendant une maladie aiguë. Quand on en voit les symptômes chez une femme affectée d'une fièvre grave, d'une inflammation viscérale, d'un érysipèle de la face, d'une variole, d'une rougeole, fût-ce même vers le déclin de ces maladies et quand la convalescence commence, c'est avec raison qu'on s'en effraie, car la mort de la mère en est souvent la suite. » M. Velpeau a entendu dire à M. Serres que sur plus de vingt cas d'avortement pendant le cours de la variole, il n'avait vu aucune femme s'en relever.

Tous les soins du médecin doivent tendre à prévenir l'avortement ; mais lorsqu'il est reconnu que l'on ne peut atteindre ce but, il faut chercher à arrêter la fausse couche et remédier aux accidents qui peuvent la compliquer.

Le traitement préservatif présente deux indications à remplir : éloigner les causes prédisposantes, réprimer l'action des causes occasionnelles. Si l'avortement reconnaît pour cause la faiblesse ou un vice général de l'économie, c'est dans l'intervalle d'une grossesse à l'autre qu'il faut combattre cet état de l'économie. Les femmes faibles, dont la constitution est détériorée par des maladies antécédentes, seront soumises à un régime tonique, à l'usage des préparations ferrugineuses, des bains froids, des bains de mer et des eaux minérales. Ces moyens ne devront pas être suspendus pendant la grossesse, et quelquefois il faudra pendant les premiers mois soumettre les femmes au repos, surtout si dans des fausses couches antérieures l'expulsion du produit s'est faite sans cause appréciable autre que la laxité des fibres utérines.

S'il existe un vice général de la constitution, on le combat par les moyens qui leur sont applicables et autant que possible entre deux grossesses. Dans la syphilis, on conseille le traitement à une époque avancée de la gestation, car certains auteurs le considèrent comme ayant une influence d'autant plus fâcheuse sur le produit que ce dernier est arrivé à une époque moins avancée de son développement.

L'excès de rigidité des fibres du corps de l'utérus, de même que celui de la contractilité et de la sensibilité de tout l'organe exigent l'emploi de boissons adoucissantes, tempérantes, de la saignée, des bains tièdes, des injections, des fomentations émollientes et des lavements additionnés de petites doses de laudanum. Mais ce n'est pas seulement pendant la grossesse qu'il faut combattre cette cause ; c'est surtout dans l'intervalle des grossesses qu'il faut s'attacher à corriger cette fâcheuse disposition de l'utérus par l'emploi des moyens indiqués.

Dans les cas d'abaissement de la matrice, l'organe devra être contenu ; cependant il vaudrait encore mieux, à cause du danger qui peut accompagner l'usage d'un pessaire pendant la grossesse, se contenter de faire garder le repos à la femme jusqu'à ce que l'utérus se fût élevé au-dessus du détroit supérieur.

La congestion imminente ou déjà existante dans les vaisseaux de l'utérus, qui se manifeste chez les femmes abondamment réglées et qui a une si grande tendance à se reproduire aux époques où les règles apparaissent, sera combattue par la position horizontale, la plus grande tranquillité d'esprit, une diète sévère, les boissons tempérantes, adoucissantes, et de petites saignées du bras. Les bains tièdes pourraient aussi être employés, mais avec une extrême circonspection. Si déjà une certaine portion du placenta est décollée dans l'effort hémorrhagique, on ne peut se flatter d'en obtenir le récollement ; mais on peut espérer qu'en combattant la congestion, on fera cesser l'hémorrhagie, on arrêtera le décollement du placenta, et que la grossesse pourra poursuivre son cours.

Dans les cas de tumeurs hémorrhoïdales enflammées, dans les phlegmasies de la vessie ou du rectum, Désormeaux conseillait l'emploi des saignées locales. M. Chailly dit en avoir obtenu de bons résultats ; cependant il donne encore la préférence aux saignées générales.

Enfin chez les femmes qui, continuant à voir pendant les premiers mois de leur grossesse, ont déjà fait des fausses couches antérieures, trompées qu'elles étaient sur leur état par la persistance des menstrues, on devra, si quelques symptômes de grossesse venaient à se manifester, leur faire garder le repos, mais dans des conditions particulières. Dans ces cas l'habitation à la campagne, le repos au grand air pour remplacer l'exercice, des saignées — seulement si l'écoulement menstruel est trop abondant — constitueront les moyens à mettre en usage.

Les moyens à l'aide desquels on doit tenter d'arrêter la fausse couche sont la saignée et le laudanum. M. Paul Dubois, M. Honoré, M. Chailly ont obtenu des résultats très-satisfaisants de l'emploi de cette médication.

Les auteurs ont établi que dans les cas où le fœtus était mort, il fallait favoriser son expulsion loin de chercher à la retarder. Mais malheureusement, à moins que la grossesse ne soit avancée et que l'auscultation ne vienne faire reconnaître la mort du produit, aucun signe positif ne dénote cet accident. L'accoucheur devra donc, dans le doute, agir dans le sens de la conservation du produit. Le seul inconvénient qui en puisse résulter, c'est un peu de retard dans son expulsion. M. Chailly, pour bien faire comprendre les diverses indications à remplir dans l'emploi de cette méthode, divise les accidents de l'avortement en trois périodes. Dans la première, caractérisée par des douleurs utérines avec durcissement du ventre et douleurs de reins, par un sentiment de pesanteur sur le fondement et une lassitude générale, par la dilatation légère du col utérin avec effort des membranes à chaque contraction, on aura recours à la position horizontale, la diète, la saignée s'il y a pléthore. Un lavement évacuant sera administré, et immédiatement après on administrera un huitième de lavement avec 20 gouttes de laudanum. Si les contractions se suspendent, on s'arrêtera ; si au contraire elles continuent, on administrera de nouveau un lavement avec le laudanum à la dose de 15 ou 20 gouttes de demi-heure en demi-heure. La première administration du laudanum suffit souvent ; rarement on est obligé d'y revenir plus de trois fois si le fœtus est viable et vivant. Dans la seconde période, caractérisée par les mêmes symptômes et de plus par l'écoulement de glaires sanguinolentes ou de sang pur, par la dilatation plus grande du col et l'engagement de la poche, il faudra avoir recours encore à la même médication en y joignant l'application de compresses froides sur les cuisses et l'usage de la limonade. Enfin le traitement échouera complétement dans la troisième période, qui s'annonce par une hémorrhagie plus abondante et par la rupture de la poche des eaux.

Parmi les accidents que l'accoucheur aura à combattre dans l'avortement, l'hémorrhagie tient sans contredit le premier rang. Elle peut précéder, accompagner et suivre l'expulsion du produit. Cette hémorrhagie peut être légère ou abondante, interne ou externe. L'hémorrhagie légère sera en général arrêtée par les moyens que nous avons indiqués pour la première et la deuxième période de l'avortement.

L'hémorrhagie grave interne sera combattue par le repos, les boissons froides, les lavements froids pour vider le rectum, des sinapismes appliqués sur les bras ou dans le dos. La saignée est considérée dans ces cas comme un moyen plutôt nuisible qu'utile. Des compresses réfrigérantes seront en même temps maintenues sur les cuisses et sur l'hypogastre, et le ventre sera soutenu fortement avec un bandage de corps serré, afin de s'opposer à une dilatation plus grande de l'utérus. Le toucher, dans ce cas, devra être pratiqué et aura pour but de faire reconnaître si la perte interne n'a pas lieu après la rupture de l'œuf et si elle n'est pas due à des caillots qui obstruent le col de la matrice. S'il en était ainsi, les caillots seraient enlevés, et la perte qui deviendrait externe serait combattue par les moyens déjà indiqués. Si le col était fermé et les membranes intactes, la perte étant extra-ovulaire, elle pourrait être moins grave, mais elle nécessiterait cependant l'emploi des mêmes moyens généraux. Dans ces deux cas, comme on ne peut plus espérer de conserver le produit, l'accoucheur devra hâter son expulsion par l'emploi du seigle ergoté ; il devra aussi vider l'utérus, suivant que l'époque de la grossesse et du travail permettra d'avoir recours à ce moyen.

Dans l'hémorrhagie grave externe, quand elle est assez abondante pour compromettre la femme, l'accoucheur doit employer tous les moyens propres à l'arrêter, quand bien même ces moyens seraient de nature à déterminer la mort et l'expulsion du fœtus, car dans ces cas l'avortement est inévitable. Il faudra alors insister sur les réfrigérants. On explorera fréquemment le pouls ; on observera le faciès de la malade, et si par suite de l'époque du travail et de la grossesse, l'extraction du produit n'était pas praticable, il faudrait avoir recours à l'emploi du tampon. Différents moyens ont été proposés pour le tamponnement du vagin. On a conseillé d'introduire profondément avec le doigt et en la poussant par son milieu une compresse fine que l'on remplit ensuite avec de la charpie ou du coton. On a proposé aussi d'imbiber ces pièces d'appareil avec du vinaigre ou des liquides astringents; mais par ce moyen on n'obtient souvent qu'une oblitération incomplète du vagin. Le procédé suivant, conseillé par M. Chailly, nous paraît de beaucoup préférable, car il ne peut laisser aucun doute sur l'exactitude du tamponnement. On introduit tout au pourtour du col utérin un certain nombre de bourdonnets de charpie ou de coton liés par un fil qui est ramené à l'extérieur. Ces bourdonnets sont graissés avec du cérat. Il faut se servir pour les introduire d'un spéculum plein et d'une pince à tamponnement. Ces instruments permettent de placer le tampon bien plus exactement. Une fois le cul-de-sac du vagin bien rempli par les bourdonnets, on place par-dessus ces derniers et entre les fils retenus à l'extérieur de la charpie en assez grande quantité pour remplir exactement le vagin, et à mesure que la charpie remplit ce conduit, on retire peu à peu le spéculum. Alors il ne reste plus qu'à maintenir le tampon à l'aide de compresses longuettes et d'un bandage en T convenablement serré. Le tamponnement opéré par ce procédé, outre qu'il est beaucoup plus sûr, est en même temps beaucoup moins douloureux pour la femme.

Dans le cas où la perte externe serait la conséquence de l'extraction de caillots qui oblitéraient le col et dont la présence rendait la perte intérieure, le tamponnement n'aurait-il pas pour résultat de rendre de nouveau la perte interne et de renouveler les inconvénients que présentait la présence des caillots? Dans ce cas il faudrait en même temps qu'on emploie le tampon s'opposer au développement de l'utérus par l'application d'un bandage de corps fortement serré et par des frictions faites sur l'abdomen.

Le tampon, avantageux pour la mère, a de grands inconvénients pour le produit dans le cas où l'on aurait quelque espoir de le conserver. Il irrite le col et sollicite les contractions utérines. Cependant Gallandat, Désormeaux et Mᵐᵉ Lachapelle ont observé des cas dans lesquels son application n'a pas empêché la grossesse de parvenir jusqu'à son terme.

Enfin si malgré les moyens employés, la fausse couche s'opère, il peut arriver que l'expulsion du placenta, qui se fait ordinairement en même temps que celle du produit, surtout dans les premiers mois, n'ait pas été effectuée. Alors les contractions utérines cessent après l'expulsion du produit, le col revient peu à peu sur lui-même, et le placenta se trouve retenu dans la cavité de l'organe. Souvent au bout de quelques heures, de nouvelles contractions surviennent, et l'expulsion des dépendances a lieu. Il n'est pas rare cependant que le placenta soit retenu pendant plusieurs jours. Entre le moment où le produit a été chassé et celui où le placenta l'est à son tour, il existe toujours un écoulement sanguin plus ou moins abondant. Cet écoulement est dû à la présence du placenta, qui s'oppose au retour de l'utérus sur lui-même et favorise l'afflux du sang dans l'organe. Si donc l'hémorrhagie offrait de la gravité, il faudrait aider la délivrance tout en mettant en usage les autres moyens. Alors on pratiquera le toucher, et si le placenta est plus ou moins engagé dans le col, on l'extraira à l'aide de deux doigts ou de la pince à faux germe. On pourrait faciliter cette recherche et cette extraction à l'aide du spéculum; mais si le placenta n'est pas détaché, ou bien si la dilatation du col ne permet pas de le saisir, on s'en tiendra à l'usage du seigle ergoté, des réfrigérants et du tamponnement.

Quelquefois, quoique décollé complétement, le placenta est retenu dans la cavité de la matrice. L'hémorrhagie a cessé; mais il se manifeste alors d'autres accidents qu'il faut combattre. L'introduction d'une petite quantité d'air dans la cavité de l'utérus, la température élevée de l'organe amènent une rapide décomposition putride du délivre. Les lochies acquièrent une odeur fétide, et des phénomènes de résorption putride se déclarent. Il faut alors avoir recours aux antiseptiques : des injections avec la décoction de quinquina, avec l'eau d'orge miellée, avec le chlorure de sodium; la décoction de quinquina prise en boisson; une potion avec addition d'un à deux grammes d'acétate d'ammoniaque; des pilules de musc et de camphre, s'il survient des symptômes nerveux, seront les moyens que l'on pourra diriger contre cet accident.

Ruptures de la matrice pendant la grossesse. — Les ruptures de la matrice pendant la gestation doivent être distinguées en celles qui résultent de l'action immédiate d'un corps vulnérant et ruptures proprement dites.

A partir du troisième mois, comme l'utérus s'élève au-dessus du détroit supérieur, il devient accessible à l'action des corps vulnérants, qui peuvent du reste l'atteindre aussi soit à travers le vagin, soit à travers le rectum.

Les piqûres de l'utérus ont ordinairement pour résultat l'écoulement des eaux de l'amnios, la blessure du fœtus et l'avortement, ou bien elles développent des accidents consécutifs tout aussi dangereux.

Les plaies pénétrantes de l'utérus pendant la grossesse sont produites le plus ordinairement par les cornes d'un bœuf ou d'un taureau. Tantôt le fœtus est expulsé à l'instant même par la plaie; tantôt la plaie n'est pas assez grande pour livrer passage au fœtus, et on est obligé de l'agrandir pour en opérer l'extraction. Malgré la gravité extrême d'un pareil accident, la science possède des faits dans lesquels les femmes ont été assez heureuses pour ne pas y succomber. Ces plaies de l'utérus larges et par arrachement n'offrent, suivant quelques auteurs, que peu de gravité par elles-mêmes, et si elles deviennent mortelles, c'est plutôt par les accidents qu'elles développent du côté du péritoine que par la lésion de la matrice. En général elles sont moins graves que les piqûres de l'utérus à travers les parois abdominales.

Le traitement consiste pour les simples piqûres : à calmer les accidents nerveux, à prévenir par des applications froides l'hémorrhagie et l'inflammation consécutive, enfin à combattre les symptômes inflammatoires qui se développeraient, à l'aide d'un traitement antiphlogistique énergique. Quant aux plaies pénétrantes, si le produit est chassé, les indications sont les mêmes que pour l'opération césarienne. Si la plaie est trop étroite pour laisser sortir l'enfant, on devra la débrider. Du reste on surveillera attentivement le développement des phénomènes inflammatoires afin de les combattre dès leur début.

Les ruptures proprement dites du corps de l'utérus pendant la grossesse peuvent être produites soit par des causes qui agissent par compression sur l'organe, soit par des causes qui agissent de dedans en dehors par distension et par pression directes.

La compression peut être médiate, c'est-à-dire s'exercer à travers les parois abdominales, ou immédiate, et alors elle dépend de la compression de l'utérus par les parois du ventre.

L'utérus soumis à une forte compression se rompt et éclate à la manière d'une vessie remplie d'eau qui serait fortement comprimée. Cette rupture a lieu par contre-coup, c'est-à-dire sur un point plus ou moins éloigné de celui sur lequel la cause a porté son action. Le segment inférieur de l'utérus, étant doué d'une force de résistance plus considérable que le reste de l'organe, étant de plus soutenu par les fosses iliaques et le pubis, n'est presque jamais le siége de ces ruptures. La paroi antérieure ne se rompt presque jamais, parce qu'elle se trouve soutenue par le corps compresseur; il en est de même de la paroi postérieure, qui est appuyée sur le rachis. C'est donc presque toujours sur les côtés ou sur le fond de l'organe qu'on observe la lésion.

Chez quelques femmes, la résistance des parois utérines est si grande, que l'utérus se laisserait plutôt broyer avec son contenu que de céder. Dans ce cas la partie de l'organe qui supporte la compression est gravement compromise. La contusion et l'inflammation qui en sont le résultat prédisposent l'utérus aux ruptures consécutives. Chez d'autres, lorsque la matrice ne contient que peu de liquide, la souplesse de l'organe est telle qu'il échappe aux violences exercées sur l'abdomen en fuyant pour ainsi dire devant elles. Ainsi on a vu des femmes sur le ventre desquelles des voitures avaient passé sans que la matrice ait subi de rupture.

Dans des cas de compression de l'utérus, on a vu quelquefois la rupture des membranes s'opérer seule sans que l'organe ait été déchiré lui-même. Enfin dans certains cas, lorsque la résistance des membranes est plus considérable que celle de l'utérus, on voit l'œuf intact passer à travers la déchirure de l'organe, soit en partie, soit en totalité, quand la grossesse est peu avancée.

Enfin quelquefois la tunique péritonéale peut seule se rompre, le tissu de l'utérus restant intacte, ou bien le placenta se décoller seul et l'avortement avoir lieu.

Les ruptures par compression immédiate de l'utérus, c'est-à-dire par l'effet seul de la pression des parois abdominales, comme dans les efforts violents et brusques de la toux, de l'éternuement, des convulsions, sont difficilement admissibles ; elles ne pourraient avoir lieu que dans les cas où une altération antérieure de l'organe en aurait diminué la consistance.

Quant aux déchirures de la matrice par distension et par pression directes internes, elles sont produites par la réplétion de la cavité de l'amnios, qui distend l'organe gestateur au point de déterminer la rupture des parois. C'est la seule cause qui puisse amener ce résultat fâcheux. Pour ce qui est des mouvements brusques et violents du produit qui agiraient continuellement sur le même point de la matrice, il faudrait pour qu'ils déterminassent la rupture que les parois de l'organe eussent déjà subi des altérations plus ou moins profondes.

La mort du fœtus est le résultat plus ou moins prompt de la rupture de l'utérus, soit par suite de la secousse violente que reçoit l'enfant, soit par suite de la compression des parois utérines ou du décollement du placenta. Quant à la mère, quelquefois elle succombe tout à coup ; mais le plus ordinairement elle est victime de tous les accidents de la péritonite. D'autres fois elle survit à une lésion aussi grave, et même dans certains cas on a vu des femmes traverser une nouvelle grossesse et la mener à terme.

Les signes de la rupture de la matrice sont : une douleur ordinairement très-vive vers la région hypogastrique suivie bientôt de syncopes et de tremblement des membres. Cette douleur prend au bout d'un certain temps le caractère d'un engourdissement. Lorsque la grossesse est avancée et que le produit s'est échappé en tout ou en partie hors de la cavité utérine, la région hypogastrique s'affaisse tout à coup, et l'on sent dans une des fosses iliaques l'utérus globuleux et revenu sur lui-même. On peut aussi à travers les parois abdominales apprécier le déplacement du fœtus. Le toucher fera découvrir que les parties fœtales que l'on sent à travers le col ou à travers le segment inférieur de la matrice ont abandonné ce segment inférieur. Le toucher par le rectum sera dans ce cas d'une grande utilité, et souvent il pourra faire constater d'une manière positive la présence du fœtus dans la cavité abdominale. Quant aux mouvements violents du fœtus suivis d'une immobilité complète et à l'écoulement sanguin par la vulve, ils peuvent tenir à tant d'autres causes qu'ils n'éclairent pas beaucoup la question. Il n'en est pas de même de l'épanchement sanguin dans la cavité abdominale, dont on peut suivre la marche par un examen attentif et qui est un signe plus positif de l'accident. Ordinairement, en même temps qu'on observe les signes de l'épanchement, la femme est prise de spasmes nerveux, de vomissements, de syncopes plus ou moins prolongées et de convulsions au milieu desquelles elle succombe. Cependant quelquefois l'accident est suivi d'un calme apparent qui permet à la femme de reprendre ses habitudes pendant quelques heures et même pendant quelques jours.

Le traitement des ruptures de la matrice varie suivant l'époque de la grossesse à laquelle l'accident sera survenu et suivant que le fœtus et ses annexes seront ou ne seront pas tombés dans la cavité abdominale.

Si la grossesse est peu avancée et qu'on ait des présomptions de croire qu'il est encore dans la cavité de la matrice, la femme doit être condamnée au repos le plus absolu, dans une position telle que le siége supposé de la rupture soit le moins déclive possible. Une compression méthodique sera exercée sur ce point présumé, et on appliquera de la glace sur l'abdomen pour s'opposer à l'épanchement sanguin. La saignée du bras, les préparations opiacées devront être mises en usage.

Si le produit est passé en partie ou en totalité dans la cavité abdominale, il faut s'attacher à combattre l'hémorrhagie par tous les moyens connus. La compression de l'aorte paraît dans ce cas à M. Chailly le moyen le plus efficace, et elle devrait être mise en usage sans aucune hésitation toutes les fois que le développement du ventre ne s'y opposerait pas. Si la malade est affaiblie, il faudra soutenir ses forces à l'aide de toniques. Enfin si la femme était menacée d'une mort presque certaine, on pourrait peut-être trouver quelques chances de salut dans la gastrotomie.

Si la femme a échappé à ces premiers accidents, il faut s'attacher à combattre les phénomènes inflammatoires qui ne tarderont pas à se développer. La saignée générale et locale, les applications fraîches sur le ventre pourront enrayer ces nouveaux accidents. Si la grossesse est déjà avancée, qu'elle ait atteint ou dépassé le sixième mois et que l'enfant soit présumé viable, si d'après les symptômes on peut supposer que l'enfant et les annexes sont encore contenus dans l'utérus, outre les moyens indiqués dans le paragraphe précédent, il faudra, si l'état du col le permet et quand même on devrait forcer sa résistance, que l'accoucheur cherche à pénétrer dans l'utérus afin d'extraire le produit par les voies naturelles. Si le col présentait trop de résistance, il faudrait le débrider. Enfin si le col ne pouvait être atteint, il faudrait inciser le vagin sur la paroi antérieure et inférieure de l'utérus, ce qui constitue l'*hystérotomie vaginale*.

Si une partie ou la totalité du fœtus et de ses annexes sont passés dans l'abdomen, il faut pénétrer dans l'utérus par les voies naturelles, et à travers la déchirure aller à la recherche du produit pour le ramener, ainsi que ses annexes et les caillots qu'on pourrait saisir, en lui faisant traverser l'utérus et le vagin. Si des anses intestinales se présentaient, il faudrait les faire rentrer dans la cavité abdominale et favoriser par des frictions sur le ventre le retour de la matrice sur elle-même. Dans le cas où la main n'aurait pu franchir ni le col ni la déchirure de la matrice, la gastrotomie serait encore la seule chance de salut à courir.

§ VI. — *Grossesse extra-utérine.*

On donne le nom de *grossesse extra-utérine* au développement ou au séjour du produit de la conception ailleurs que dans la cavité utérine.

M. Dezeimeris (1), dans un mémoire des plus intéressants sur la grossesse extra-utérine auquel nous allons faire un large emprunt pour cet article, admet dix espèces bien distinctes de grossesses, savoir : les grossesses

    1° Ovarique;
    2° Sous péritonéo-pelvienne ;
    3° Tubo-ovarique ;
    4° Tubaire ;
    5° Tubo-abdominale ;
    6° Tubo-utérine interstitielle ;
    7° Utéro-interstitielle ;
    8° Utéro-tubaire ;
    9° Utéro-tubo-abdominale ;
    10° Abdominale.

La dernière de ces espèces se partage en deux variétés fort distinctes sous plusieurs rapports : grossesse abdominale primitive, grossesse abdominale secondaire.

1° *Grossesse ovarique.* — Dans cette espèce, l'ovule se développe dans l'ovaire même. Quoique certains auteurs aient voulu nier la possibilité de cette variété de grossesse extra-utérine, des faits bien authentiques prouvent qu'elle a été observée. Trois pièces déposées dans le musée anatomo-pathologique de Wurtzbourg et décrites par le célèbre anatomiste Hesselbach (2) en fournissent des exemples. Le musée anatomique de Strasbourg, celui de Walter à Berlin, possèdent aussi deux pièces de cette nature. Ph.-Ad. Bœhmer (3); W.-B. Smith, de Jamestown (4): Duverney (5); Warocquier (6), professeur d'anatomie à Lille; Uccelli, de Pise (7), ont fait connaître des exemples incontestables de grossesse ovarique. Aussi nous paraît-il impossible de pouvoir en nier l'existence en présence de faits aussi concluants.

2° *Grossesse sous-péritonéo-pelvienne.* — Ce genre de grossesse extra-utérine diffère de tous ceux qui sont décrits dans les ouvrages, sous le rapport de son siége, des lois de son développement et des indications thérapeutiques qu'il peut fournir. Il consiste dans le développement de l'œuf entre les feuillets du ligament large. M. Dezeimeris ne le considère pas comme rare, et il pense qu'il faut rapporter à cette variété les cas nombreux qu'on possède de grossesses extra-utérines terminées par l'élimination du produit, soit par le vagin, soit par la voie des selles, et dans

---

(1) Extrait du *Journ. des conn. méd.-chirurg.*
(2) Hesselbach, *Beschreibung der pathol. præparatewelche in der konigl. anat. Anstalt zu Würzburg aufbervahrt.* Giessen, 1824; in-8.
(3) *Observ. anatomicar. rarior. fasciculus*, etc. Halle, 1752; in-fol., fig.
(4) *Méd. repository*, hexade III, vol. I, p. 406.
(5) *OEuvres anat.*, t. II.
(6) Acad. des sciences, 1756 ; hist., p. 48.
(7) Extr. dans la *Bibl. méd.;* tome XXXVIII, p. 265.

lesquels les désordres sont restés le plus exactement limités dans la cavité pelvienne. Le docteur Loschge (1), professeur d'anatomie à Erlang, Lobstein (2) en ont fait connaître chacun un exemple, et M. Dezeimeris en a trouvé plusieurs autres consignés dans les recueils périodiques.

3° *Grossesse tubo-ovarique.* — Ce genre de grossesse n'est signalé nulle part d'une manière particulière. Dans cette variété l'œuf se développe dans un kyste formé en partie par l'ovaire et en partie par le pavillon de la trompe réunis ensemble par des adhérences plus ou moins intimes. Le docteur J. Jakson (3), Duverney (4), Giffard (5), Reiss (6) en ont publié plusieurs observations que l'on consultera avec fruit.

4° *Grossesse tubaire.* — Elles sont de beaucoup les grossesses extra-utérines les plus fréquentes, et si l'on doit s'étonner c'est qu'elles ne le soient pas encore plus. La trompe paraît en effet bien mal appropriée à l'usage qu'elle a à remplir. Elle est chargée de transporter de l'ovaire à la matrice un ovule qui va grossissant chaque jour, et elle-même va se rétrécissant depuis son extrémité ovarique jusqu'à son embouchure dans l'utérus. Dans le milieu de sa longueur elle présente même quelquefois un rétrécissement qui ajoute encore aux difficultés du passage de l'œuf à travers cette filière étroite.

Cette variété de grossesse, comme son nom l'indique, reconnaît pour caractère le développement du produit dans la cavité même de la trompe qui se dilate peu à peu et suit le développement de l'embryon.

Les auteurs étant tous d'accord sur cette espèce de grossesse extra-utérine, les exemples en étant assez nombreux dans les auteurs, nous nous abstiendrons de citer les sources auxquelles on pourrait puiser. M. Dezeimeris en rapporte plusieurs exemples dans son mémoire.

5° *Grossesse tubo-abdominale.* — Dans cette grossesse extra-utérine, qui n'est pas encore généralement admise et que M. Dezeimeris a décrite le premier, le fœtus se développe dans la cavité abdominale, tandis que le placenta est inséré dans la cavité d'une des trompes. M. Dezeimeris n'en rapporte que deux cas dans son mémoire : le premier (7) ne porte pas le nom du médecin qui l'a observé ; le second a été décrit par le docteur J. Wishart, de Washington (8).

6° *Grossesse tubo-utérine-interstitielle.* — Dans la variété qui nous

---

(1) ***Archiv. fur die Erfahrung***, etc. Van Horn, Nasse and Henke, 1818.
(2) Compte rendu à la Fac. de méd. de Strasbourg sur les travaux anatomiques ; 1823 ; in-8, p. 48.
(3) ***The Dublin journal of med. sc.*** ; t. II.
(4) Duverney, ***OEuvres anat.*** ; t. II, p. 352.
(5) ***Cases on Midwifery.*** Lond., 1734, et ***Biblioth. britann.***, 1736, t. VII, p. 299.
(6) ***Magazin fur die gesammte.*** Heilkunde, 1833, t. XV, p. 128.
(7) ***Rust. magazin*** et med. chir. Zeitung, 1824, t. III, p. 244.
(8) ***The Philadelphia journal of medical and physical science***, etc. New series, . I, 1835

occupe, l'ovule arrêté dans cette portion de la trompe, qui rampe dans l'épaisseur de la paroi utérine, la dilate, écarte le tissu même qui l'entoure, et si quelque point de ce tissu n'offre qu'une résistance insuffisante, ou s'il y existe des sinus tels que M. Breschet assure en avoir observés, il s'insinue dans sa propre substance, s'y creuse une habitation et l'agrandit jusqu'au moment où l'excès de son volume rompt les barrières qui l'y retiennent emprisonné. Dionis (1) paraît être le premier qui ait observé cette espèce de grossesse extra-utérine et qui ait compris son véritable mode de développement. La première observation de cette espèce qui ait été recueillie dans les temps modernes appartient à W. Schmitt et se trouve consignée dans le recueil des actes de l'académie Joséphine médico-chirurgicale de Vienne. La deuxième a été trouvée dans un manuscrit d'Albers et faisait partie d'un mémoire qu'il destinait à la société médico-chirurgicale de Londres. On en trouvera encore un autre exemple appartenant à M. Auvity dans le mémoire de M. Ménière (2) sur la grossesse interstitielle inséré dans les archives de médecine. Enfin M. Paul Dubois possède une pièce qui lui fut envoyée en 1832 par le docteur Hoden (de Rouen) et qui se rapporte à la variété qui nous occupe.

7° *Grossesse utéro-interstitielle.* — Dans la grossesse utéro-interstitielle, le produit passe à travers une ouverture de la trompe et se développe dans l'épaisseur des parois utérines qu'il écarte, et peut occuper un point plus ou moins éloigné de la trompe. Dance et Breschet, MM. Pinel-Grandchamp et Mayer en ont fait connaître des exemples sur lesquels il ne peut s'élever aucune contestation.

8° *Grossesse utéro-tubaire.* — Cette grossesse est caractérisée par la présence d'une portion de l'enfant dans la cavité utérine et d'une autre portion dans la cavité de la trompe. Déjà M. Guillemot (3) avait appelé l'attention sur ce genre de grossesse extra-utérine, et ses réflexions sur les cas observés par Laugier et par Herbin auraient dû le faire admettre sans opposition. M. Dezeimeris en fait connaître dans son mémoire un nouveau cas observé par Fielitz (4).

9° *Grossesse utéro-tubo-abdominale.* — Dans ces cas, qui sont révoqués en doute par beaucoup de médecins, mais qu'on ne saurait nier cependant, le fœtus occupe la cavité abdominale, et le cordon traversant la trompe dilatée va s'insérer sur le placenta, qui se trouve greffé sur un des points de la surface interne de la matrice. Patuna (5), W. Hun-

---

(1) *Traité d'anatomie.*

(2) *Sur la grossesse interstitielle; Arch. de méd.*, t. XI, p. 170.

(3) *Mém. sur la grossesse extra-utérine; Arch. gén. de méd.;* 1832, t. XXVIII, p. 298.

(4) Richter, *Biblioth. des chir.*, t. VII, p. 782.

(5) Bartheldmi Patuna, *Epist. phys. med. continens. hist. fœtus sine involucris extrà uterum inventi placenta inter uterum hærente. Ad. cl. vir. J. Morganum.* Vienne, 1765.

ter (1), Hofmeister (2) plus récemment encore, ont donné la relation d'observations de cette nature.

10° *Grossesses abdominales.* — Nous sommes arrivés au dernier genre de grossesses extra-utérines, aux grossesses abdominales. Ce sont celles où le produit de la conception se développe dans la cavité abdominale. Nous avons déjà indiqué qu'elles devaient être divisées en grossesses abdominales primitives et en grossesses abdominales consécutives. Dans les premières, le produit n'a jamais eu d'autre domicile que la cavité abdominale; il a passé dans cette cavité au moment même où il a quitté, par suite de la fécondation, la vésicule où l'ovule s'était formé. Dans la seconde, au contraire, le fœtus a séjourné plus ou moins longtemps dans l'ovaire, la trompe ou l'utérus; l'excès de distension des parois de la cavité qu'il occupait ou quelque altération de leur structure en ont rompu la continuité, et il est tombé dans la cavité abdominale.

Nous ne nous arrêterons pas à réfuter les contestations sur la réalité de ces espèces de grossesse extra-utérine. Elle est établie sur des faits nombreux et dignes de foi. Ces grossesses n'ont rien d'ailleurs qui ne s'explique d'une manière simple et naturelle. Ainsi il y a des cas dans lesquels on a rencontré le fœtus et ses enveloppes dans la cavité abdominale, à une distance plus ou moins considérable de l'utérus et de ses annexes; le placenta, de son côté, était attaché à des organes dont la texture avait subi des modifications nécessaires pour les rendre propres à l'alimenter, et cela sans qu'il fût possible de trouver sur aucun point de l'appareil générateur la moindre trace du séjour qu'aurait pu y faire le produit de la conception.

Grossesse abdominale primitive. — Nous venons d'indiquer ses caractères essentiels et nous n'y reviendrons pas. Ces grossesses, étudiées sous le point de vue de leur siége, ne peuvent fixer l'attention que relativement au lieu où s'est greffé l'ovule au moment de sa chute dans la cavité abdominale. Tantôt ces adhérences ont lieu très-près du séjour normal où le produit aurait dû subir ses diverses évolutions, et M. Dezeimeris pense qu'il faut rapporter à cette variété la plupart des cas qui ont été désignés sous le nom de *grossesses ovariques externes, tubaires externes*, cas dans lesquels l'œuf a contracté des adhérences avec la surface externe soit de l'ovaire, soit de la trompe utérine. Johnson (3) et Kelly (4) rapportent chacun un exemple de cette variété de grossesse extra-utérine, que l'on consultera avec fruit. Tantôt, au contraire, le

(1) *Medical observations and inquires by a sociy of physicians in London*; t III, p. 341-355.

(2) *Rust's Magazin fur dei gesammte.* Heilkunde, 1823; t. XV, p. 126-28.

(3) *The Philadelphia journal of the medical and physical sciences*, etc. New series, 1825, t. II.

(4) *Medical observ. and inquiries by a society of physicians in London;* t. III, 1767, p. 44.

produit de la conception se greffe à une distance plus ou moins considérable de l'utérus et de ses annexes. Courtial a vu le placenta attaché au-dessus du colon transverse dans la région supérieure de l'abdomen. Osiander dans un cas de grossesse extra-utérine, pour lequel il pratiqua la gastrotomie, rencontra le placenta fixé sur la paroi antérieure de l'abdomen. On l'a trouvé souvent greffé sur le péritoine qui tapisse l'une ou l'autre des fosses iliaques ou qui recouvre les muscles psoas et sur les gros intestins correspondants. Dans le cas de Turnbull, ce n'était point un placenta proprement dit, mais une multitude de radicules vasculaires qui fixaient le produit de la conception à tous les intestins au milieu desquels il s'était développé. Dans un cas observé par T.-K. Schulze, le placenta était fixé au mésentère.

Grossesses abdominales secondaires. — La grossesse abdominale secondaire est celle dans laquelle le produit de la conception, après s'être développé dans un des points qui constituent les autres variétés de la grossesse extra-utérine, détermine la rupture des parois de la cavité anormale qui le renfermait et passe dans la cavité abdominale. Tout le monde admet que dans les grossesses ovarique, tubaire, le kyste peut se déchirer, le fœtus arriver dans la cavité du péritoine, et la femme, surmontant tous les dangers que cet accident entraîne, voir se perpétuer pendant des années, son nouveau genre de gestation. Mais le même accord ne se trouve plus entre les observateurs sur la question de savoir si à la suite d'une rupture de la matrice dans une grossesse normale, le même cas ne peut pas avoir lieu. Un accoucheur distingué, M. Guillemot, l'a contesté dans ces derniers temps. Il a démontré, il est vrai, qu'une foule de cas qu'on avait regardés comme des exemples de ruptures de l'utérus avec passage du fœtus dans l'abdomen n'étaient en réalité que des grossesses extra-utérines. Mais M. Dezeimeris affirme que des faits assez nombreux démontrent d'une manière incontestable que la rupture de la matrice avec passage du fœtus dans l'abdomen, abandonnée aux ressources de la nature, n'est pas un accident constamment mortel, et que des gestations abdominales plus ou moins prolongées reconnaissent véritablement cette origine.

Anatomie pathologique des grossesses extra-utérines. — Les particularités que présente l'anatomie pathologique des grossesses extra-utérines se divisent tout naturellement en celles qui se rapportent au fœtus et celles qui se rapportent à la mère.

Anatomie pathologique du produit de la conception. — Dans les grossesses extra-utérines, l'œuf a ordinairement ses membranes propres, le chorion et l'amnios, et son placenta quand l'embryon n'a pas péri dès les premiers temps de son existence. Les exceptions dans les cas même où la grossesse n'est pas fort ancienne sont fort rares; elles deviennent au contraire la règle quand la grossesse a duré des années. Dans la grossesse sous-péritonéo-pelvienne et la grossesse abdominale secondaire, on trouve, outre le chorion et l'amnios, une troisième enveloppe qu'on pourrait, sous certains rapports, considérer comme la caduque, c'est le kyste pseudo-membraneux, qui a constitué une cavité pour loger le produit de la conception.

Dans la grossesse abdominale, le placenta est ordinairement plus large et plus mince que dans l'état naturel, et les vaisseaux sont beaucoup plus petits, sans doute parce que les organes sur lesquels il s'implante ne sont pas aptes à subir complétement les modifications nécessaires pour fournir abondamment à la nutrition du fœtus et de ses annexes. Cependant cette règle n'est pas tellement absolue qu'on n'ait observé le contraire.

Dans la grossesse abdominale primitive, il n'y a généralement pas de kyste pseudo-membraneux. En effet, quand l'ovule fécondé arrive dans la cavité abdominale aussitôt après s'être séparé de l'ovaire, on conçoit qu'un corps aussi petit, aussi fragile, ne peut provoquer qu'une excitation bien légère sur le point avec lequel il est en contact, excitation qui n'est pas capable de provoquer une inflammation aiguë, des adhérences et une exsudation plastique susceptible de former un kyste autour de lui. Mais s'il n'a pas produit tous ces désordres, quel que soit l'organe auquel il se soit attaché, comme il y est implanté par une racine qui assure sa vie, il y a droit de domicile. Il vivra et se développera au milieu des organes qui l'entourent sans les altérer et sans en être blessé, car il présente aux surfaces polies et unies qui le touchent une surface également polie et humectée à leurs dépens.

Dans la grossesse abdominale secondaire, le kyste existe au contraire d'une manière constante. Toutes les fois en effet qu'un corps étranger venant du dehors, un épanchement sanguin, etc., arrive tout à coup dans la cavité abdominale, il provoque aussitôt autour de lui une inflammation violente, des adhérences entre les parties voisines, et l'exsudation d'une lymphe concrescible organisable qui passera par toutes les phases nécessaires pour devenir un kyste complet et résistant destiné à mettre les organes à l'abri de l'action d'un corps dont il ne peuvent supporter le contact. C'est aussi ce qu'on observe toujours dans la grossesse abdominale secondaire, car le passage brusque du produit de la conception dans la cavité péritonéale détermine la même série de phénomènes. Dans les cas même où la rupture est moins brusque, le kyste s'organisera également. Si une légère crevasse a lieu, du sang s'en échappera, et il suffira pour déterminer le travail adhésif et organisateur. Si l'organe dans lequel le germe s'est primitivement développé (*ovaire, trompe*) acquiert, avant de se déchirer, un développement considérable, l'excès d'extension qu'il subit peut déterminer une inflammation qui se propage au péritoine environnant ou aux organes voisins. Des adhérences s'établissent, et déjà, avant que le produit de la conception ne sorte de sa première demeure, existent les éléments d'un kyste abdominal tout voisin de celui qui va se rompre et lié avec lui d'une manière intime. Ce kyste peut empêcher, ainsi qu'on l'a observé dans quelques cas, au moment où la trompe se déchire, l'effusion du liquide amniotique, le déplacement trop considérable des membranes de l'œuf et l'arrachement du placenta. Il peut se faire aussi que l'œuf lui-même d'une grossesse abdominale primitive se déchire à une époque assez avancée de son développement, et que, du côté de la déchirure, se forme un kyste nouveau qui remplisse le même but que dans le cas précédent. M. Paul Dubois a communiqué une observation de cette nature à M. Dezeimeris, qui la donne avec tous ses détails dans son excellent mémoire.

Ordinairement le fœtus n'offre rien de particulier; on le trouve développé comme il aurait pu l'être dans une grossesse régulière. Les cas où il a présenté quelque monstruosité sont très-rares. Souvent il est remarquable par le bon état de conservation de toutes ses parties. En disséquant un fœtus emprisonné depuis trois, quatre, six, dix ans dans le ventre de sa mère, on est émerveillé de trouver des muscles dans le même état que ceux d'un enfant mort de la veille. Les viscères sont généralement moins bien conservés, et le cerveau n'offre plus quelquefois de traces d'organisation. Un fait observé chez des fœtus de plusieurs années par un trop grand nombre d'auteurs pour qu'on puisse n'y voir qu'un effet du hasard, c'est un degré de développement du système osseux plus avancé qu'il ne l'est naturellement chez le fœtus de neuf mois, ou bien l'existence de plusieurs dents, ou les traces d'un travail d'éruption de ces os.

Le fœtus peut subir diverses altérations, dont la plus commune est la fonte putrilagineuse de ses parties molles macérées dans un mélange de liquide amniotique de sang et de pus, et la séparation des diverses pièces de son squelette. D'autres fois il subit une sorte de momification, un dessèchement complet. Enfin le fœtus, ainsi que ses enveloppes, peut éprouver des transformations plus ou moins complètes en une masse crétacée, en gras de cadavre, ou, ce qui est plus rare, en une masse osseuse.

Anatomie pathologique de la mère. — Quelque peu vasculaire que soit l'organe de la mère sur lequel s'est greffé l'ovule, on voit s'y développer des canaux sanguins volumineux, de grosses veines ramper sous le péritoine tout autour du tissu où s'insère le placenta. L'ovaire, la trompe, quand ils sont le siége de la grossesse, présentent un tissu mou, comme fongueux, imprégné de sang.

Dès l'époque où les grossesses extra-utérines commencèrent à être connues, on remarqua que la matrice subissait certains changements. Un accroissement notable dans son volume fut noté par Jouy, de Saint-Maurice, Mercière, Saviard, Santorini et Duverney. Bœhmer rencontra dans deux cas l'utérus augmenté de volume, son tissu plus spongieux, plus pénétré de sang, et sa cavité tapissée par une couche pseudo-membraneuse; mais ce fut Hunter qui démontra le premier que la matrice, outre les changements qu'elle subit comme dans une grossesse naturelle, se tapisse à son intérieur d'une membrane tout à fait semblable à la caduque. Depuis, ce fait fut constaté par beaucoup d'autres observateurs.

Clarke est le premier qui ait noté dans le col de l'utérus l'existence d'une substance comme gélatineuse, qui a été retrouvée très-souvent par les observateurs qui l'ont suivi.

L'état de l'utérus que nous venons de signaler ne se prolonge pas ordinairement beaucoup plus longtemps que ne doit durer naturellement la grossesse, et cet organe revient peu à peu à l'état qui lui est ordinaire pendant sa vacuité. Turnbull a constaté ce retour six mois après le terme naturel de la grossesse, Ramsey au bout de trois mois. Du reste il paraît y avoir beaucoup de variations à cet égard, et l'on ne peut rien établir de bien précis.

Marche et symptômes des grossesses extra-utérines. — Nous distinguerons avec M. Dezeimeris dans les grossesses extra-utérines deux cas dont il faut faire l'histoire séparément, parce qu'ils offrent entre eux des différences bien tranchées. Le premier est celui dans lequel l'œuf séjourne dans le même lieu pendant toute la durée de la grossesse ; le second est celui où l'œuf change de place à une époque quelconque de la gestation.

A. *Marche de la grossesse extra-utérine quand l'œuf ne change pas de place.* — C'est à tort que l'on a avancé que les grossesses extra-utérines ressemblaient à s'y méprendre, pendant les premières temps, aux grossesses normales. A part la grossesse abdominale, toutes les autres ne peuvent être comparées qu'à la grossesse naturelle la plus pénible.

La menstruation et la sécrétion du lait suivent ordinairement les mêmes lois que dans la grossesse régulière. Quelquefois cependant la sécrétion du lait ne s'opère pas, quoique la grossesse se prolonge pendant la durée qui lui est naturelle ; quelquefois la menstruation ne reparaît pas, même après l'époque où l'accouchement aurait dû avoir lieu. Enfin pendant des grossesses de plus de trente années, la menstruation n'a jamais reparu, quoique la sécrétion des mamelles eut continué pendant tout ce temps.

Il y a fréquemment, quelques semaines après le moment de l'imprégnation, des douleurs abdominales plus ou moins analogues aux douleurs utérines. Souvent il survient une douleur fixe, circonscrite dans le bassin, l'aine ou la région ombilicale. Assez souvent il y a difficulté de se coucher sur le côté qui est celui de la grossesse et qui est le plus souvent le côté gauche. L'expérience prouve que la grossesse tubaire détermine du malaise et des douleurs à une époque moins avancée que les autres genres de grossesses extra-utérines, et sous ce rapport M. Dezeimeris met en première ligne la grossesse interstitielle.

Un trait qui est commun aussi aux diverses espèces de grossesses extra-utérines, c'est la possibilité d'une nouvelle fécondation. Hérissant a rapporté l'observation d'une femme qui avait porté pendant vingt-sept mois un fœtus dont on fit l'extraction par la gastrotomie et qui p dant ce temps avait conçu un autre enfant dont elle était accouchée heureusement et à terme.

L'auscultation pourra fournir un jour des renseignements utiles sur l'existence des grossesses extra-utérines; mais pour bien se prononcer sur sa valeur dans ces circonstances, il faut attendre que des faits plus nombreux et bien observés puissent démontrer tout ce qu'on peut retirer de l'emploi de ce mode d'exploration. On a quelque raison de présumer que dans les grossesses abdominales et surtout dans celles où le fœtus serait placé en totalité au-dessus du détroit supérieur, il n'y aurait pas de souffle et que l'existence des bruits du cœur du fœtus, coïncidant avec l'absence du souffle, pourrait faire reconnaître ce cas.

Dans la grossesse sous-péritonéo-pelvienne, le produit occupant l'excavation déplace et comprime toutes les parties environnantes. Le vagin et le rectum sont obstrués par une tumeur dans laquelle le toucher peut faire distinguer certaines parties du fœtus. La matrice, repoussée en haut et en avant, a son col contre les pubis et son fond plus ou moins élevé au-dessus de ces os.

Dans la grossesse abdominale, on a observé un très-grand nombre de fois des mouvements plus vagues et plus sensibles du fœtus que dans la grossesse normale, une facilité plus grande à distinguer ses formes, et l'absence d'une tumeur bien circonscrite, comme celle que représente l'utérus développé par un produit de conception.

Lorsque le fœtus occupe la trompe, le corps de la matrice est adhérent à la tumeur formée par le sac qui contient l'enfant; c'est comme une seconde tumeur ajoutée à celle-ci.

Lorsque le terme naturel de la grossesse est arrivé, quelquefois au septième mois, quelquefois plus tôt, on voit survenir les douleurs de l'enfantement. Le plus ordinairement elles durent de trois à quatre jours; mais quelquefois elles se prolongent pendant un temps beaucoup plus long et même pendant plusieurs mois. Dans des cas où la grossesse extra-utérine s'était prolongée pendant un temps considérable, on a vu ces douleurs d'enfantement se renouveler à des intervalles variés. Elles se montrèrent ainsi huit fois, dans un cas rapporté par Schmidt, pendant les trois ans que dura la grossesse, et dans une grossesse de huit ans, observée par Lospichler, les douleurs se renouvelèrent chaque année à l'époque correspondant au terme de la gestation. M. Dezeimeris applique ces douleurs, qui s'observent dans toutes les variétés de la grossesse extra-utérine, par les modifications que nous avons vues s'opérer du côté de l'utérus. Il pense que par suite de ces conditions, l'utérus doit, au moment du terme normal de la grossesse, entrer en contraction. Aussi pour lui les douleurs qui se manifestent alors se passent-elles dans l'utérus et non dans le kyste qui renferme le fœtus.

Marche de la grossesse extra-utérine quand l'œuf change de place. — Les grossesses extra-utérines considérées sous le point de vue de l'époque à laquelle s'opère la rupture du kyste sont classées par M. Dezeimeris dans l'ordre suivant : grossesses interstitielles et tubo-interstitielles, grossesses tubaires, grossesses ovariques, grossesses sous-péritonéo-pelviennes et grossesses abdominales. Dans les grossesses interstitielles, la rupture du kyste a lieu le plus ordinairement avant la fin du second mois, dans les tubaires avant la fin du quatrième, dans les ovariques à peu près à la même époque, dans les sous-péritonéo-pelviennes au neuvième mois ou à peu près, dans les abdominales au neuvième mois, ou plusieurs mois et même plusieurs années après.

La déchirure du kyste, à quelque époque qu'elle survienne, donne lieu à une série de phénomènes que l'on peut distinguer en primitifs et en secondaires. Les premiers sont : une douleur subite extrêmement vive qui dure plusieurs heures, l'affaissement du ventre, la décoloration de la peau ; il survient en même temps des syncopes presque continuelles ; le pouls s'affaiblit et se concentre, une sueur froide se répand sur tout le corps, et les malades ne tardent pas à succomber.

Les premiers désordres qui suivent le déplacement du produit et le passage des eaux et du sang dans l'abdomen sont, comme on voit, ceux d'une péritonite suraiguë. A partir de là, la marche de la maladie est différente suivant que les débris de la grossesse doivent séjourner dans l'abdomen pendant toute la vie de la malade, ou suivant qu'ils doivent être éliminés par différentes voies. Dans le premier cas, le fœtus subit les diverses transformations qui ont été mentionnées plus haut ; dans le second cas, la marche des accidents diffère suivant la voie d'élimination qu'aura choisie la nature. Dans toutes les grossesses autres que la sous-péritonéo-pelvienne, la voie la plus ordinaire est la formation d'abcès ou de trajets fistuleux qui perforent la paroi abdominale, et ces perforations s'observent le plus ordinairement dans le voisinage de l'ombilic. Dans la grossesse sous-péritonéo-pelvienne principalement, et quelquefois aussi dans toutes les autres espèces, on observe une autre voie d'élimination, c'est celle par le vagin ou par le rectum. Quelquefois aussi la nature a recours en même temps à ces diverses voies pour donner issue aux lambeaux du produit de la conception. Dans des cas très-rares on a vu la vessie perforée recevoir les débris du fœtus qui ont pu être extraits par l'opération de la taille. Enfin il n'est pas impossible que le kyste s'ouvre dans l'estomac et que des fragments du fœtus soient rendus par le vomissement : « Au milieu d'une foule d'observations ridicules pu-
» bliées sous le titre d'*Accouchement par la bouche*, dit M. Dezeimeris,
» il y a quelques cas qu'il est difficile de ne pas admettre et qui s'ex-
» pliquent ainsi naturellement, d'autant plus qu'on connaît deux exem-
» ples authentiques du même fait observés chez les animaux. »

Causes des grossesses extra-utérines. — Tout ce qu'on connaît jusqu'ici sur les causes des grossesses extra-utérines se borne à quelques circonstances externes ou occasionnelles qui paraissent n'avoir pas été étrangères, dans certains cas, à la production de ces grossesses, ou à quelques conditions organiques qui devaient presque inévitablement y donner lieu, mais que rien ne pouvait faire soupçonner du vivant de la femme, et dans lesquelles la science n'a rien à puiser pour prévenir une pareille anomalie. Les coups portés sur le bas-ventre pendant les premiers temps qui suivent l'imprégnation doivent être placés au premier rang des causes externes. Les faits publiés par Baudelocque, M. Lallemand, M. Guillemot, permettent de penser qu'un mouvement de terreur, venant à coïncider avec le moment de l'imprégnation, peut être une raison suffisante pour que l'œuf fécondé ne puisse plus être transporté jusque dans l'utérus. On conçoit en effet qu'une émotion morale vive fasse cesser tout à coup cet orgasme, ce spasme érectile qui est nécessaire au transport de l'ovule depuis l'ovaire jusque dans la cavité utérine.

Quant aux causes internes ou organiques des grossesses extra-utérines, la première est la structure et la disposition de la trompe, qui, même dans son état le plus naturel, semble peu appropriée aux fonctions qui lui sont départies, et qui devient tout à fait impropre à les remplir pour peu qu'elle s'éloigne de sa structure normale. C'est probablement pour cette raison que la grossesse extra-utérine est excessivement rare dans certaines classes d'animaux chez lesquels la disposition de l'organe qui saisit l'œuf, et le transporte est beaucoup plus favorable que chez la femme. Des altérations morbides diverses, soit de l'ovaire, soit du pavillon, soit du corps de la trompe, soit de son embouchure dans l'utérus, se sont montrées comme causes de la grossesse extra-utérine.

Traitement des grossesses extra-utérines. — Quand la grossesse extra-utérine marche d'une manière régulière et sans que rien ne fasse supposer un changement prochain de situation de la part du fœtus, toute opération doit être proscrite, et le remède ferait courir à la femme des dangers plus grands que le mal lui-même. On doit s'en tenir aux moyens généraux, tels que des saignées pratiquées de temps à autre pour prévenir les congestions locales qui pourraient s'opérer au voisinage du kyste.

Lorsque le produit de la conception se déplace, il y a, sous le rapport du traitement, deux cas à distinguer : ou bien le kyste qui contient le fœtus se déchire accidentellement par l'effet soit d'une violence extérieure, soit d'un mouvement brusque, ou bien sans cause connue ; ou bien la grossesse étant parvenue à une époque plus ou moins rapprochée du terme, il se développe un travail analogue à celui de l'accouchement.

Dans le premier cas, le danger résulte de l'hémorrhagie interne, des accidents nerveux qui apparaissent et de l'inflammation suraigüe que suit l'introduction dans la cavité péritonéale d'un véritable corps étranger. Le traitement sera donc le même que celui qui a été conseillé dans les cas de rupture de la matrice. Nous ajouterons seulement une remarque, c'est que dans les premiers mois de la grossesse, toute opération serait inutile. Une pareille opération ne pourrait avoir pour objet que de débarrasser la cavité abdominale des matières étrangères qui s'y sont introduites. Or la présence de ces matières est moins dangereuse que l'opération. Si la grossesse est avancée quand le kyste vient à se rompre, les indications à remplir seront les mêmes que dans les cas où s'observe un travail de parturition et dont nous allons nous occuper.

Quand les phénomènes du travail ont lieu ou quand le produit de la conception vient à se déplacer, la conduite du médecin est fort embarrassante. D'une part il sait que tous les efforts de la nature pour se débarrasser du produit de la conception seront inutiles ; de l'autre, il sait que le résultat de ces efforts peut être la déchirure du kyste qui renferme le fœtus. Les calmants, les antispasmodiques, les bains sont dans ce cas d'une efficacité bien douteuse, et il manque au médecin un spécifique capable d'arrêter ces efforts dangereux.

Dans l'impossibilité de prévenir le travail ou de l'arrêter, il reste un moyen d'en empêcher la terminaison ordinaire : c'est d'aller ouvrir le kyste avant que sa rupture ne s'effectue. C'est une ressource que la raison présente et en faveur de laquelle l'expérience a déjà fourni quelques arguments.

Dans les grossesses extra-utérines dont il s'agit ici, le fœtus peut être viable. Or relativement au fœtus, nulle méthode de traitement ne saurait lui offrir les mêmes chances de salut. Dans les cas même où le travail se calme spontanément sans avoir déterminé la rupture du kyste et sans avoir été assez prolongé pour tuer le fœtus, le seul fait du terme naturel de la grossesse accompli suffit à peu près dans tous les cas pour lui donner la mort. Il y a donc sous ce point de vue de grands avantages à pratiquer l'opération et à le faire promptement, puisqu'il y va constamment de la mort de l'enfant.

Quant à la mère, l'opération se présente sous un aspect bien différent. L'opération n'a qu'un but préventif ; la réussite dépend du moment propice où elle est pratiquée. Il est bien difficile dès lors d'en faire comprendre la nécessité avant l'apparition des accidents qu'elle doit prévenir et d'insister pour obtenir l'assentiment de la malade quand on sait à quels dangers on l'expose. Il est vrai que l'opération prévient la rupture du kyste, accident des plus graves et le plus souvent mortel, mais c'est au prix d'une division artificielle, qui présente elle-même des chances fort incertaines. Quand l'opération peut débarrasser complétement la femme du produit de la conception et lui faire courir les chances de la gastrotomie exempte de toute complication, les conditions dans lesquelles se trouve alors la malade sont tellement favorables, comparativement à celles dans lesquelles la placerait la rupture du kyste, qu'on aurait les plus vifs regrets de ne l'avoir pas pratiquée. Mais quand il existe un placenta greffé sur des organes délicats dont on ne pourrait le séparer sans des efforts dangereux ; quand on est forcé de laisser dans l'abdomen un vaste kyste ouvert dans lequel l'accès de l'air va déterminer une détersion putride, les dangers d'un pareil état ne sont-ils pas de nature à faire hésiter les plus hardis ?

Cependant quels que soient les dangers de l'opération, quelles que soient les difficultés qui peuvent en gêner la pratique, si au début du travail d'une grossesse extra-utérine arrivée à terme ou près de cette époque, les circonstances se réunissent pour indiquer l'opération, et s'il n'existe pas de circonstances particulières qui l'interdisent, on a des motifs suffisants pour la pratiquer.

L'opération sera ou la gastrotomie ou l'incision du vagin suivant le siége de la grossesse extra-utérine et suivant que par l'une ou par l'autre on pourra pénétrer plus sûrement dans le kyste fœtal. On ne saurait, vu la diversité des cas, assigner de règle précise sur le détail de la pratique de cette opération. On peut dire cependant d'une manière générale que l'incision par laquelle on doit pénétrer jusqu'au siége de la grossesse doit être faite autant que possible sur l'endroit même où l'on reconnaît la présence de la tête. Enfin dans les cas de grossesse tubaire, si la trompe avait acquis un développement et une vascularité considérables, si la portion par laquelle elle tient à l'utérus avait peu de volume, et surtout si l'œuf ne pouvait en être détaché sans violence, on ne devrait pas hésiter, ainsi que Guentz l'a conseillé, d'en opérer l'ablation.

§ VII. — *De la fausse grossesse.*

Des observations nombreuses prouvent que diverses maladies peuvent faire croire à l'existence de la grossesse chez des femmes qui ne sont pas enceintes, et réciproquement. La rétention des menstrues, l'hydropisie ascite ou enkystée, la tympanite, le polype, le squirrhe, le cancer de la matrice, les tumeurs développées dans l'ovaire, la trompe ou le bassin, et d'autres lésions, donnent lieu quelquefois à tous les signes rationnels de la grossesse. Cependant un examen sérieux et attentif peut toujours faire éviter l'erreur.

La fausse grossesse résultant toujours d'un trouble fonctionnel de l'utérus ou d'une altération de cet organe, nous la diviserons en trois espèces : 1° fausse grossesse par dérangement des règles; 2° fausse grossesse par lésion de la matrice; 3° fausse grossesse nerveuse.

1° *Rétention des menstrues.*— L'accumulation du sang menstruel dans la cavité utérine peut dans certains cas en imposer pour une véritable grossesse. L'erreur est surtout possible dans les premiers mois de la rétention, car celle-ci détermine souvent ces phénomènes sympathiques qui constituent les signes de présomption. D'un autre côté, la difficulté de constater d'une manière certaine la grossesse véritable pendant les premiers mois permet aussi de rester complétement dans le doute.

Mais quand la suppression dure pendant un certain temps et que l'accumulation du sang devient considérable, il est plus facile de distinguer la vraie grossesse de la maladie qui la simule. Le développement du ventre, au lieu de se faire d'une manière régulière et graduelle, s'opère par saccades; on le voit augmenter, diminuer, augmenter encore surtout aux époques menstruelles, qui s'accompagnent de coliques assez vives. Quelque volumineux que soit l'utérus, on n'y distingue aucune bosselure, aucune partie solide à l'aide de l'exploration abdominale. L'auscultation ne peut faire découvrir ni le bruit de souffle ni celui des doubles battements; les mouvements actifs du fœtus ne s'y rencontrent jamais. Quant au toucher, il fait reconnaître soit une imperforation de l'hymen, soit une occlusion du col de l'utérus.

Traitement. — Une opération seule peut délivrer la femme d'un pareil accident. S'il existe une occlusion du col, comme dans les cas observés par M. Prus et par Dance, on peut se servir pour faire la ponction d'un gros et long trois-quarts ou d'un simple bistouri droit garni de linge jusque auprès de sa pointe. Après avoir plongé l'instrument entre les lèvres du col et avoir donné issue au sang, on laisse dans la plaie, pendant quelques jours, une mèche ou une sonde de gomme élastique. Comme le sang qui a séjourné dans la matrice est presque toujours sirupeux et comme grumeleux, il vaut mieux, suivant M. Velpeau, avoir recours à une large incision qu'à une simple ponction. Je pense aussi que des injections pratiquées jusque dans la cavité de l'utérus, par la canule qui serait restée dans la plaie, contribueraient à compléter la sortie des caillots.

Si l'occlusion existe dans le vagin et qu'elle ne consiste qu'en un simple diaphragme, il faut l'inciser crucialement et tenir les lambeaux écartés à l'aide d'une mèche de charpie. Mais quand il existe une adhérence des parois du vagin elles-mêmes, l'opération présente des difficultés et des dangers. Ce n'est que par une dissection laborieuse et attentive que l'on peut lever l'obstacle, et dans un cas de ce genre M. Amussat fut assez heureux pour obtenir un succès complet.

Le plus ordinairement, c'est à la vulve que l'obstacle existe. Le sang est alors accumulé non pas dans l'utérus, mais dans la cavité du vagin. On en retire quelquefois par l'incision une quantité considérable, qui s'est élevée dans quelques cas à 4 livres, 8 livres, 4 pintes, comme dans le cas rapporté par M. Cabaret. La tumeur formée ainsi par l'hymen distendu bombe entre les grandes lèvres, et on y perçoit une fluctuation bien évidente.

La maladie reconnue, on doit avoir recours à une opération qui a réussi dans beaucoup de cas, mais qui cependant a été suivie d'insuccès dans quelques cas peu nombreux.

La femme étant placée comme pour l'opération de la taille et les parties convenablement tendues, on pratique une ponction à l'aide du bistouri si la membrane paraît mince et si elle bombe fortement en dehors; dans le cas contraire, il faut diviser lentement et couche par couche de dehors en dedans. Dans tous les cas, l'incision doit être grande et plutôt cruciale ou radiée que simple. Si l'on pouvait craindre que les lambeaux ne vinssent à se rapprocher, il serait même plus prudent de les exciser, ainsi que Celse en a donné le conseil. Immédiatement après l'opération, le doigt sera porté dans le vagin jusqu'au col de l'utérus afin de bien s'assurer qu'il n'existe pas dans ce canal un second diaphragme, circonstance qui s'est rencontrée dans un cas de ce genre.

2° *Maladies de l'utérus ou de ses dépendances. — Hydromètre.* — L'accumulation dans l'utérus d'un liquide clair, légèrement citrin, quelquefois mélangé avec une certaine quantité de sang, a pu dans certains cas faire croire à une grossesse. La méprise n'est guère possible qu'avant le troisième ou le quatrième mois, époque à laquelle la maladie donne lieu aux signes de présomption de la grossesse. Mais passé cette époque, la maladie s'accompagne ordinairement d'une altération si profonde dans l'état général de la santé qu'elle ne peut plus être confondue avec une véritable gestation. Cependant on a rapporté des cas de grossesses aqueuses qui, n'ayant donné lieu à aucun dérangement de la santé, ont été prises pour de vraies grossesses jusqu'à un terme avancé. M. Chailly a pu observer un fait de ce genre sur une de ses parentes.

Tympanite. — La tympanite utérine, qui consiste dans le développement de gaz au sein de la cavité utérine, peut déterminer une augmentation considérable du volume de l'utérus. Mais cette affection se distinguera de la grossesse par une légèreté plus grande de la matrice, par la résonnance que donne la percussion de l'organe et enfin par l'absence de tous les signes physiques qui indiquent la présence d'un fœtus.

L'hydropisie enkystée, les tumeurs fibreuses ou squirrheuses de la matrice, tout développement anormal de l'ovaire ou des annexes de la matrice pourraient tout au plus être confondus avec la grossesse extra-utérine. Le col de l'utérus dans tous ces cas ne subit que de très-légers changements. De plus, l'absence des signes positifs de la présence d'un enfant, l'état général et la marche des accidents suffisent pour démontrer qu'il n'y a pas gestation.

Quant à l'ascite, à la tympanite péritonéale, aux épanchements sanguins ou purulents dans l'abdomen, aux nombreuses lésions des organes contenus dans cette cavité, ce sont autant de maladies qui ne ressemblent à la grossesse que par l'augmentation de volume du ventre et qui en diffèrent par un trop grand nombre de signes pour qu'on puisse les confondre. Si le péritoine est distendu par des gaz, la percussion le fera reconnaître immédiatement. Dans l'ascite, le liquide en se portant vers les points les plus déclives donnera au ventre une forme tout à fait différente de celle qu'il affecte pendant la grossesse.

Môles. — On entend par môle une production anormale qui se développe dans l'utérus sans altération manifeste de ses parois, et l'on a désigné sous le nom de *grossesse molaire* la variété de fausse grossesse que détermine le développement de cette production accidentelle.

On a admis un grand nombre d'espèces de môles. Celles qui s'observent le plus fréquemment sont les suivantes.

Môle charnue. — C'est une espèce de concrétion qui se dépose dans la matrice aux époques menstruelles. Dans ce cas elles sont évidemment formées par la partie fibrineuse du sang et peuvent s'observer aussi bien chez les jeunes filles vierges que chez les femmes mariées.

Corps fibreux. — Ce sont encore des dégénérescences de la partie fibrineuse du sang, qui après un séjour prolongé dans l'utérus a subi des altérations plus ou moins profondes.

Môle de génération. — Cette variété ne se retrouve plus comme les deux précédentes chez les jeunes filles vierges; on ne l'observe que chez les femmes mariées. Par une dissection attentive, on y retrouve presque toujours des débris de tissus naturels. La dégénérescence affecte dans ces cas ou le produit ou ses enveloppes. Lorsque l'altération porte sur le produit et que l'œuf n'a pas été expulsé, elle détermine quelque monstruosité. Si au contraire elle affecte les annexes, il en résulte une véritable môle; alors l'embryon et le cordon sont entièrement détruits, et l'on n'en retrouve plus de traces. Il n'existe plus alors qu'une masse plus ou moins volumineuse et présentant des formes très-variées. Le plus ordinairement elle est ovoïde et renferme un liquide plus ou moins clair, plus ou moins coloré. On y retrouve souvent par la dissection l'amnios encore intact et des débris des autres membranes; quelquefois le chorion seul existe; enfin d'autres fois le chorion et l'amnios se retrouvent tous deux avec des lambeaux de la membrane caduque. Les affections diverses de cette dernière membrane, l'apoplexie placentaire et enfin toutes les dégénérescences du placenta, peuvent donner lieu à ces môles de génération.

Môles hydatiques. — C'est la plus commune des môles de génération. Le volume et la forme qu'elles affectent sont excessivement variables. C'est probablement à des productions accidentelles de cette dernière espèce qu'il faut rapporter tous ces exemples que l'on retrouve dans les anciens auteurs de femmes accouchées de produits ayant les formes les plus bizarres et représentant soit des fruits, soit des animaux. M. Velpeau et M. Paul Dubois les regardent comme le résultat de l'hypertrophie des villosités du chorion. Dans quelques cas elles acquièrent des dimensions telles, que le volume du ventre devient aussi considérable qu'au terme de la gestation.

Au début de la maladie on peut la confondre avec la grossesse, car il est impossible de savoir si l'utérus contient un produit normal ou dégénéré. A une époque plus avancée on pourra constater que la matrice ne contient pas un fœtus; mais il ne sera pas toujours facile de distinguer la présence d'une môle des autres affections qui peuvent simuler la grossesse.

Lorsque la production a été expulsée, le traitement doit être le même que celui qui a été conseillé pour l'avortement. Dans le cas où l'expulsion d'une petite masse hydatique pourrait faire supposer que l'utérus en contient encore, on devrait en favoriser l'expulsion en sollicitant les contractions utérines à l'aide du seigle ergoté.

CONDITIONS DE LA SOUSCRIPTION.

LE RÉPERTOIRE DES ÉTUDES MÉDICALES formera 60 livraisons : — le prix de la livraison, composée de 8 feuilles in–8° (128 pages), est de 1 fr. 25 c. pour Paris (40 c. en sus par la poste).

Chaque volume sera de 4 livraisons.

L'ouvrage est divisé en 7 parties, savoir :

1° PHYSIQUE ET CHIMIE MÉDICALES, HISTOIRE NATURELLE MÉDICALE (1er examen), 2 vol.

2° ANATOMIE, PHYSIOLOGIE (2e examen), 2 vol.

3° MÉDECINE, CHIRURGIE, SPÉCIALITÉS (3e et 5e examens), 6 vol.

4° OBSTÉTRIQUE, 1 vol.

5° ART VÉTÉRINAIRE, 1 vol.

6° PHARMACIE, MATIÈRE MÉDICALE (4e examen), 2 vol.

7° HYGIÈNE, MÉDECINE LÉGALE (4e examen), 2 vol.

L'ouvrage complet se vend 5 fr. le volume.

On peut souscrire pour l'ouvrage entier, ou pour une des parties séparées.

Les ouvrages pris séparément se paieront 1 fr. 50 c. la livraison (pour Paris).

Les livraisons qui dépasseraient le nombre de *soixante* seront données *gratis* aux souscripteurs à la Collection complète.

Nous avons choisi de préférence pour l'ouvrage un papier collé, comme plus convenable pour recevoir des notes.

On souscrit à

AGEN. MAGEN, pharmacien.

ANGERS. CAILLARD, pharmacien, place du Pilori.

AUCH. PONS, pharmacien.

AVIGNON. ACHARD, pharmacien.

BORDEAUX. BARBET, pharmacien, cours Tourny.

CHARTRES. MOUTARDIER, pharmacien.

LYON. FÉRAND, pharmacien, place de la Charité.

LE MANS. DALLIER (Edmond), pharmacien, rue Bourgeoise, 9.

MARSEILLE. PASCAL, pharmacien, rue Paradis, 11.

MONTPELLIER, DURAND, pharmacien, rue Cardinale.

POITIERS. MALAPERT, pharmacien.

TOULOUSE. LACASSIN, pharmacien, place Roubaix.

TOURS. PILLET, pharmacien, rue Nationale, 9.

Imprimerie LANGE LÉVY et Comp., 16, rue du Croissant.

9 782329 591643